全民科学素养提升系列

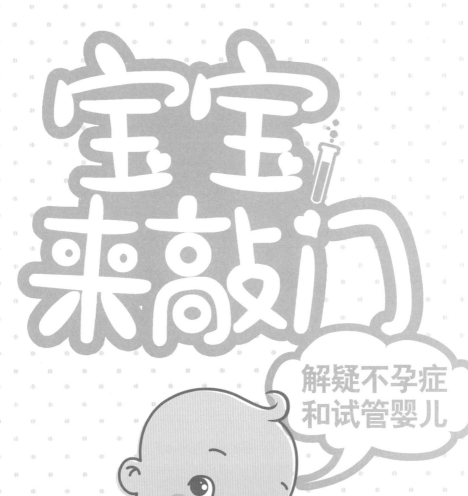

宝宝来敲门

解疑不孕症和试管婴儿

主编　师娟子

西安交通大学出版社
XI'AN JIAOTONG UNIVERSITY PRESS

图书在版编目（CIP）数据

宝宝来敲门：解疑不孕症和试管婴儿 / 师娟子主编 . —西安：西安交通大学出版社，2022.5

（全民科学素养提升系列）

ISBN 978-7-5693-2345-0

Ⅰ．①宝… Ⅱ．①师… Ⅲ．①不孕症 – 诊疗②试管婴儿 – 基本知识 Ⅳ．① R711.6 ② R321-33

中国版本图书馆 CIP 数据核字（2021）第 223140 号

书　　名	宝宝来敲门　解疑不孕症和试管婴儿	
主　　编	师娟子	
责任编辑	秦金霞	
责任校对	赵丹青	
封面设计	天之赋工作室	

出版发行	西安交通大学出版社	
	（西安市兴庆南路 1 号　邮政编码 710048）	
网　　址	http://www.xjtupress.com	
电　　话	（029）82668357　82667874（市场营销中心）	
	（029）82668315（总编办）	
传　　真	（029）82668280	
印　　刷	陕西思维印务有限公司	

开　　本	720 mm×1000 mm　1/16	印张	10.75	字数	161 千字
版次印次	2022 年 5 月第 1 版　2022 年 5 月第 1 次印刷				
书　　号	ISBN 978-7-5693-2345-0				
定　　价	58.00 元				

编委会

前　言

随着经济及社会的发展，晚婚、晚育的女性数量不断增加，不孕症的发病率呈上升趋势，试管婴儿技术的应用越来越广，人们对不孕症及试管婴儿解疑的诉求也日益迫切，由此而衍生出的一些生活中或网络上关于不孕症及试管婴儿的谣言、误解也随之增多。在此背景和前提下，我们编写了《宝宝来敲门　解疑不孕症和试管婴儿》一书。

本书主要对备孕及不孕症的诊断、病因、治疗，以及与辅助生殖技术相关的内容进行了科学普及，对于日常生活中与生殖问题相关的常识、谣言、疑问等做了细致解答。特别是在辅助生殖技术方面，重点介绍了试管婴儿技术和人工授精，详细阐述了这两种技术的治疗过程、影响因素，以及有可能产生的并发症和注意事项等。通过对这些知识的介绍，旨在向广大备孕及不孕不育的家庭普及生殖健康知识，帮助有生育意愿的夫妇更好、更高效地孕育下一代。

本书集合了西北妇女儿童医院辅助生殖中心多年来积累的医疗案例、临床数据、医护经验、质控数据以及患者访谈资讯等，具有较高的科学性和可信性。从备孕期、怀孕基本知识，到影响怀孕导致不孕的相关病因，再到治疗办法及辅助生殖技术原理和步骤的讲解，用简洁、有趣的语言及生动、幽默的插图，以问答形式编写而成，深入浅出，言简意赅。本书不仅适合于被不孕症长期困扰、正在行试管助孕或人工授精治疗的夫妇阅读，同样适合于备孕期、有生育要求、有遗传咨询需求的夫妇阅读。此外，对于生殖医学及辅助生殖技术领域的同人而言，本书也具有一定的参考价值；对于有兴趣了解这一领域的普通读者来说，本书同样有着一定的吸引力。

医学无涯，爱心亦无涯。我们衷心希望本书能为广大读者带来求医之路上的帮助，也真心希望本书能够为关心生殖医学发展的朋友们带来前沿的资讯。但由于篇幅及编者水平有限，书中难免有不尽如人意或不妥之处，敬请专家学者及广大读者朋友批评指正。我们会继续努力，在未来为大家提供更多的医疗帮助。

编　者

2022 年 1 月

目　录

第一章　不孕不育篇

第一章

不孕不育篇

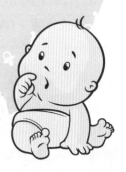

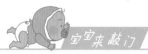

第一节　女性备孕篇

 备孕时，您是不是忽略了这些事儿？

健康的身体状况、合理的膳食、均衡的营养是孕育新生命必需的物质基础。

在一般人群膳食的基础上，《备孕妇女膳食指南》对于备孕女性的饮食特别补充了以下 3 条内容。

1. 孕前体重应保持适宜水平

体重指数（BMI）= 体重（kg）/ 身高的平方（m²）。理想范围应保持在 18.5 ～ 23.9 kg/m² 内。

·**低体重（BMI<18.5 kg/m²）者：**可通过适当增加食物量和规律运动来增加体重，每天 1 或 2 次加餐，如每天增加牛奶 200 mL，粮谷或畜肉类 50 g，蛋类或鱼类 75 g。

·**肥胖（BMI ≥ 28.0 kg/m²）者：**应改变不良饮食习惯，减慢进食速度，避免过量进食，减少高热量、高脂肪、高糖食物的摄入，多选择低糖，富含膳食纤维、营养素的食物。同时，应增加运动，推荐每天 30 ～ 90 分钟的中等强度的运动。

2. 多吃含铁丰富的食物，选用碘盐，孕前开始补充叶酸

·**吃含铁丰富的食物：**动物血、肝脏及红肉中铁含量及铁的吸收率均较高，一日三餐中应该有瘦肉 50 ～ 100 g，每周 1 次动物血或畜禽肝 25 ～ 50 g。在摄入富含铁的畜肉、动物血和肝脏时，同时摄入含维生素 C 丰富的蔬菜和

水果，可以提高膳食铁的吸收率和利用率。

·**选用碘盐，吃含碘丰富的食物**：我国现行食盐强化碘量为 25 mg/kg，碘的烹调损失率为 20%，按每日食盐摄入量 6 g 计算，可摄入碘约 120 μg/d，达到了成人推荐量。备孕妇女除规律食用碘盐外，每周可再摄入 1 次富含碘的食物，如海带、紫菜、淡菜，以增加一定量的碘储备。

·**补充叶酸**：备孕妇女应于孕前 3 个月开始每天至少补充 0.4 mg 的叶酸。

3. 禁烟酒，保持健康生活方式

在准备怀孕前 6 个月，夫妻双方应停止吸烟、饮酒，并远离吸烟环境。

此外，孕妇牙周炎是导致早产和低体重儿的危险因素之一。准备怀孕的育龄妇女应坚持每天早、晚 2 次有效刷牙和餐后漱口，及时清除牙菌斑，尽早治疗牙周病。为保证成功妊娠、提高生育质量、预防不良妊娠结局，夫妻双方均应做好充分的孕前准备。

（解晋琳）

 调节酸碱度可控制生男生女吗？

"阴道碱性环境容易生男孩！"

"调节阴道的酸碱度，就能控制生男生女！"

……

您还在被这样的"伪科学"忽悠着吗？关于"阴道酸碱环境决定性别"的说法，我们经常会听到或见于网络的某些角落。临床中，很多医生也会被问到。其实，阴道酸碱环境与生男生女并没有关系（图 1–1）。

学术上，有人提出，决定性别的 Y 染色体精子在阴道碱性环境下更容易存活，但其差别非常微弱，而且精子的数量级是百万级别的，想通过这点来"操控"孩子性别是非常困难的。更何况从女性健康角度来看，也不应随意改变阴道的酸碱环境。正常情况下，女性阴道由于乳酸杆菌的调节，多处于酸性环境。如果人为地干预阴道环境，会导致阴道内微环境改变，菌群失调，从而诱发多种疾病的发生，严重时甚至会造成不孕。

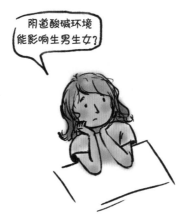

图 1-1　阴道环境对子代性别的影响

　　另外，男性生育不仅仅要看精子的活动能力，精子畸形率、精子 DNA 完整性、精子穿透力等都会影响受精，冒着影响女性健康甚至不孕的风险，去尝试一个没有定论的东西，实为不智之举。

　　无论男孩、女孩，都是上天赋予我们最珍贵的礼物，只要孩子健康平安地降生，都会给我们带来幸福快乐。天使无关性别，得到都是幸福！

（刘　项）

 后位子宫会导致不孕吗?

1. 后位子宫

　　前位子宫相对于后位子宫更常见。一般情况下，子宫为前屈前倾位，宫体略俯屈于膀胱上方（图 1-2）。有时子宫位置会受周围脏器的影响，如憋尿后膀胱充盈，宫体可向后倾斜；体位变动也会影响子宫的位置。也有病理性后位子宫，如子宫内膜异位症或盆腔炎导致盆腔粘连者，子宫可能被异位的子宫内膜病灶牢牢粘在盆腔后方形成后位子宫。

子宫

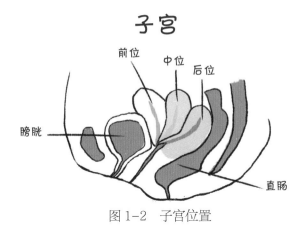

图 1-2　子宫位置

2. 后位子宫的妊娠率

子宫若是由于生理性因素前后位置变换，并不影响受孕；若是由于子宫内膜异位症或盆腔炎等病理性因素牢牢粘在盆腔后方，妊娠率可能会下降。

3. 子宫位置

您可以直接问给您做妇科检查的医生或是给您做盆腔超声检查的医生。

4. 子宫后位者同房后臀部垫枕头不可以提高妊娠率

子宫后位者同房后臀部垫枕头会不会提高妊娠率？同房后，活动的精子会自己游走到宫腔内，体位的改变并不是关键因素，且目前没有研究数据支持，所以不做推荐。

5. 后位子宫的治疗

相信您能从上文中得到答案，如果只是生理性子宫后位，无须特殊处理；如果您是由于子宫内膜异位症或盆腔炎症等导致子宫牢牢粘在盆腔后方，且出现不适症状或不孕等异常，则需要对症处理，但需要明白，治疗的目的并不是为了恢复子宫前位，而是为了治疗疾病。

（范丽娟）

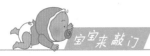

 心情对怀孕有影响吗？

怀孕，开启了女性人生中一个崭新的篇章，使女性从女孩转变到母亲的角色。但是，由于种种原因，部分女性不能完成做母亲的心愿，被戴上不孕的"帽子"，她们或多或少都承受着心理压力，谈起怀孕常常眉头紧锁，如临大敌。

引起不孕的原因是多方面的，医生和患者大多关注的是生理性病因，而精神心理因素则往往不予重视。那么，不孕是否和心理因素有关系呢？

有些人认为，心理疾病不是病，没有什么大不了的，自己调节调节就好了。其实不然，不孕症患者往往承受着比其他人更大的心理压力，这种来自家庭、朋友和自身的期望等造成的压力，往往也是导致不孕的原因之一。

多数学者认为，不孕给女性带来的痛苦和压力远远大于男性。不孕女性患者的心理问题，主要表现在焦虑、精神紧张、抑郁、孤独感、自卑感等，不愿与其他人交谈生育方面的事情。特别是随着年龄的增大，反复就医未果，遭受各种打击之后，心理上的压力会更加沉重。长期的心理压力会影响女性内分泌，可能抑制排卵，或引起子宫输卵管痉挛及宫颈黏液的改变，从而影响怀孕。

因此，不孕症的治疗不仅包括生理方面的治疗，还应包括患者心理方面的疏导，应减轻患者心理压力，使其放松心情。作为女性，要保持良好的心态，要知道，微笑是生活最好的调味品。

那么怎样缓解心理压力，轻松面对生活呢？

·增加交流，缓解压力：交流可以使不良情绪得到有效宣泄和释放。①夫妻间的交流，可以使性生活和谐，精神得到放松；②与医护人员的交流，可以获取专业知识，解除对未知的困惑；③与亲朋好友及病友的交流，可以释放心理压力，满足倾诉欲望。

·**转移心理压力**：当不孕的压力难以排解时，要注意调整自己的心态，把注意力从痛苦或压抑的思想中转移开来，通过阅读、听音乐、做家务、锻炼、朋友聚会等方式放松心情，转移注意力，将"怀孕"放在人生的适当位置，正确面对未来。

·**健康心理咨询**：不孕的女性还可以求助专业的心理咨询师，通过专业手段释放心理压力，使精神得到安慰，情绪得以稳定，减少疑虑、烦恼、自责、自卑等心理，不怨天尤人，不讳疾忌医。

要正确认识不孕症，它只是一种临床综合征，就像我们经常会得的感冒一样普通而又常见。生育并非人生的全部，还有"诗和远方"。

（刘茜桐　徐　洁）

 有一种不孕叫"肥胖"？

1.肥胖会影响生育

·**肥胖会影响内分泌，导致内分泌紊乱**：有研究显示，随着体重指数的增加，女性内分泌代谢会发生改变，如高雄激素血症、胰岛素抵抗、黄体生成素升高、瘦素浓度异常等，这些因素可使肥胖女性月经紊乱、排卵障碍、不孕的发生率远远高于正常女性。不仅如此，怀孕以后，肥胖者患妊娠期糖尿病、高血压、脂肪肝的发生率均有所增高，进而影响母胎的安危。

·**肥胖与复发性流产（RSA）关系密切**：有研究表明，当BMI > 30 kg/m^{2}时，复发性流产的危险性增加3倍。

·**肥胖会影响试管助孕的结局**：Meta分析结果显示，与BMI正常的患者相比，严重肥胖患者的卵子和胚胎质量相对较差。肥胖患者的试管婴儿临床妊娠率较正常体重患者的试管婴儿临床妊娠率低，且自然流产率较高。

·**肥胖对男性生育有负面影响**：研究显示，BMI > 30 kg/m^{2}的男性不育的风险增加了3倍，超重和肥胖与精子缺乏、弱精症患病率的增加有关。

2. 肥胖女性应科学怀孕

·**改变饮食结构，控制饮食：**作息规律，三餐定时，少吃零食；补充足够优质蛋白质，增加新鲜蔬菜等植物性食物的摄入，保证维生素和矿物质的吸收，减少动物性和精细加工食物的量。

·**配合运动，制订合理的运动计划：**逐渐增加运动量，增加能量消耗，但需避免过度运动及短期内体重急剧下降。

·**在医生的指导下科学减肥、合理备孕：**如果过度肥胖并出现月经紊乱及内分泌异常，建议寻求医生帮助，积极查找原因，并对症治疗。

总之，女性在备孕期间应当做好体重管理，避免出现过度肥胖，才能增加受孕概率并安全生产，祝愿每位女性都能交上好"孕"气。

（王晓婉　王　辉）

《中国高龄不孕女性辅助生殖临床实践指南》讲了什么?

1. 生殖年龄的分界线

随着年龄的增加，体能退步的同时，生育能力也在下降，这是众所周知的人类进化规律。那么生殖年龄的分界线在何处?

《中国高龄不孕女性辅助生殖临床实践指南》（以下简称《指南》）推荐女性适宜生产年龄不宜超过35岁，35岁以上的女性，不孕症的发生率和自然流产风险逐渐增加，妊娠率和活产率开始显著下降，各种妊娠合并症、并发症以及新生儿出生缺陷的发生风险不断上升。总之，女性35岁之后，生育能力将处于下滑状态。

2. 不孕症的评估内容

如果没有丁克计划，适龄女性就要积极试孕。当您过了35岁，在没有避孕的情况下，尝试≥6个月仍没有怀孕，则需要去正规医院的生殖中心就诊。医生需要对您进行全面的不孕症临床评估及相应治疗。不孕症的评估内容包括输卵管是否通畅，子宫及子宫内膜是否有器质性病变，卵巢的储备功能怎么样等。

3. 卵巢年龄

"卵巢年龄"一般情况下同步于您的年龄，但并不总是如此，特殊情况下可能会偏离"轨道"。卵巢功能好，对生育来说是优势；卵巢功能差，对生育则是严重的打击。

卵巢功能需要综合评估，目前评估卵巢功能的指标（图1-3）有年龄、窦卵泡计数（2～9 mm卵泡个数）、激素（抗米勒管激素、促卵泡素、黄体生成素、雌二醇等）。任何单一指标都没有"一锤定音"的能力，就像年龄是影响卵巢功能的主要因素，但不能一概而论说小于35岁的女性卵巢功能都没问题。

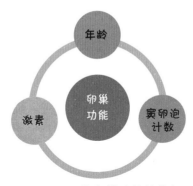

图1-3　评估卵巢功能的指标

4. 试管助孕不是万能的

"年龄大了怀不上就做试管"，就这么简单吗？当然不是这么简单！说这句话的时候有没有考虑过来自您身体各个方面发来的"心有余而力不足"的叹息？

女性在35岁以后，年龄每增加1～2岁，试管助孕活产率降低约10%，流产率增加约10%，累积临床妊娠率降低约10%。中国女性的绝经年龄常始于40岁，此时卵巢功能衰退，对于孕育这件事，大有"巧妇难为无米之炊"之势。尤其在 43 岁后，试管助孕的活产率更是不足 10%。除此之外，高龄妇女还要面对焦虑、抑郁等心理压力及"体力不支"的身体压力。

5. 改善卵巢功能的药物

衰老不可逆转，对卵巢来说同样适用。尽管相关的研究有很多，但有确切疗效的药物尚未发现。《指南》推荐：针对卵巢储备功能低下的患者，脱氢表雄酮（DHEA）、生长激素（GH）可能能够改善卵巢的反应性，改善妊娠结局，但目前证据尚不充分。虽然这些药物可以去尝试，但对效果要持有保留态度。

（王　瑞）

拍过胸片后才发现怀孕了，怎么办？

拍过胸片后才发现自己怀孕了，我们该怎么办？这个宝宝不能要了（图 1-4）？

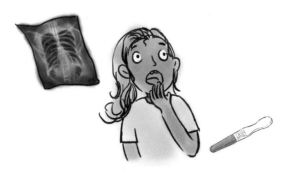

图 1-4　拍胸片是否对怀孕有影响

不！不！不！不是这样的！确实有动物实验研究发现，发育早期的胚胎暴露于 50～100 mGy 的辐射剂量下，自然流产率会增加；暴露于 100 mGy 的辐射剂量下，胚胎会死亡。但是，平时我们临床所常见的放射性检查的辐射剂量非常小，几乎都达不到这个剂量（表 1-1）。

表 1-1　常见放射性检查的辐射剂量

检查类型		辐射剂量（mGy）
极低剂量（< 0.1 mGy）	胸部正侧位片	0.0005 ～ 0.01
低至中等剂量（0.1 ～ 10 mGy）	胸部 CT	0.01 ～ 0.66
	头 / 颈部 CT	1.0 ～ 10
高剂量（10 ～ 50 mGy）	腹部 CT	1.3 ～ 35
	盆腔 CT	10 ～ 50

　　美国妇产科学会联合美国放射学会及超声学会颁布的《妊娠期及哺乳期诊断性影像学检查指南》提出，极早期胚胎仅对辐射的致死性效应敏感，即"全或无"效应，要么发生胚胎丢失，要么没有副作用，胚胎完整存活。因此，在受精后 14 天内接触放射线的孕妇可以考虑继续妊娠，无须过于担心胎儿安全，不能仅仅因为孕妇接受了放射性检查，就建议其终止妊娠。

　　由于诊断性放射性检查所带来的辐射暴露常低于能对胎儿产生危害的剂量，因此对于孕妇常见的阑尾炎、肠梗阻等疾病，如果有检查必要，不应拒绝或回避使用。

（王　婷）

 怀孕有"秘方"吗？

　　对于求子心切的不孕症女性来说，怀孕有没有"秘方"呢？其实不用求人问药，也无须道听途说，怀孕"秘方"十则，立马奉上！

1. 孕前检查不可少，甄选疾病早治疗

　　为了优生优育，孕前除了肝肾功能、血常规、尿常规、传染病、心电图、

血糖、血压等常规的体检项目之外，备孕者还应当进行生殖系统检查（妇科B超，激素检查及精液化验）、优生全套（风疹、弓形虫、巨细胞病毒等）、分泌物检查、ABO血型等项目的检查。

孕前检查除了能帮助您孕育一个健康的宝宝之外，还能让您对自身健康状况有一个详细的了解，发现一些不容易察觉的疾病，从而提前治疗，利于怀孕。

2. 备孕知识早知道，食补药助双管下

备孕期间的女性需要均衡饮食，营养要全面而不偏食，可以多吃蔬菜、水果、肉、奶、蛋及豆制品等进行食补。除了食补之外，还要注意维生素的有效摄入，推荐非高危人群孕前3个月开始补充小剂量叶酸（0.4 mg/d）直至怀孕后3个月，可明显降低新生儿唇腭裂、面部畸形、早产、低出生体重、流产及死亡的风险。

3. 心情愉悦神助攻，水到渠成别着急

焦虑、抑郁、紧张的情绪是非常不利于怀孕的影响因素，严重的心理压力甚至可以导致内分泌紊乱，加速女性卵巢功能的衰退，引起男性性功能障碍。所以，保持愉悦的心情、放松的状态，才是迎接宝宝来临的正确打开方式。

4. 排卵期同房勿刻板，随心所欲看心情

虽然在排卵期的时候增加同房次数可以提高妊娠率，而且很多研究也表明在排卵日前后每天或隔天性生活妊娠率明显提高，但过分地以怀孕为目的的性生活会影响性满意度，正所谓"强扭的瓜不甜"，所以您仍然可以按照自己的喜好来安排性生活，只是在排卵期的时候更加上心即可。

5. 排卵障碍巧识别，四大妙招信手来

教您四大妙招来巧妙识别排卵（图1-5）。

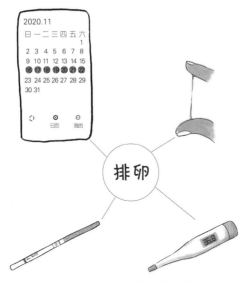

图 1-5　判断排卵的方法

·**一看日子**：排卵常发生在下次月经来潮前 14 天左右，所以可以通过计算日子来推算排卵日，如果嫌麻烦，可以下载一些备孕相关的 APP 来帮助推算。

·**二看白带**：宫颈黏液的分泌在排卵期明显增多，并变得稀薄、透明、拉丝度好，而在排卵后黏液量逐渐减少，质地会变得黏稠、浑浊、拉丝度差。

·**三看试纸**：即排卵试纸，一般排卵试纸显示明显的"双红线"往往提示未来 36 小时左右将会发生排卵。为避免测量误差，建议临近排卵期时一天测两次。

·**四看体温**：一般排卵后基础体温会升高 0.6℃左右，且高温相持续 12 ～ 16 天（注意测量时需是晨起、未活动、安静状态下测量，这样会减少测量误差）。

当这些指标无法自行判断时，可选择"金标准"——到正规医院的生殖中心进行 B 超监测。

6. 黄体期短别害怕，黄体支持助孕来

排卵后至月经来潮前这段时间称为黄体期。对于月经周期短或者黄体期

短的人，往往提示黄体功能不足，这会导致女性不易受孕或在孕早期流产，这时候就需要黄体支持来助孕治疗了。

听起来很复杂？简单来说，就是在确定排卵后用上黄体酮类的药物即可，也就是常用的"神药"——黄体酮等。不过大家不要自行用药，要在医生指导下严格把握用药时机，并遵医嘱用药。

7. 未孕一年早求医，高龄妊娠莫蹉跎

对于正常性生活未采取避孕措施的夫妇，1 年内成功妊娠的概率高达 80% 以上，故而试孕满 1 年而未孕者就建议进一步检查去查找原因了。对于高龄（≥ 35 岁）的女性，则建议半年未孕即进行相关的检查，因为高龄女性卵巢功能在日渐减退。

8. 反复"通液"不可为，走遍弯路悔莫及

输卵管是精子与卵子见面的"鹊桥"。很多人都知道，输卵管不通就不会怀孕，所以"通液"就成了很多不孕症患者的救命稻草。

输卵管通液术因其费用低、操作简单的优点在很多地方"盛行"。但其实对于部分输卵管不通的患者，"通液"不仅不能起到治疗作用，反而还有可能引起输卵管积水，得不偿失。

9. 寻医问药需谨慎，莫让金钱付水流

寻医问药的第一步就是要仔细辨别是否为正规医院。正规医院治疗规范，不仅花钱少，还能早早怀孕。

10. 实在不行还有它，生殖中心渡难关

自 1978 年第一个试管婴儿出生至 2012 年，全世界约有 800 万名以上的试管婴儿出生，这意味着至少 800 万的不孕症家庭受惠于各家医院的生殖中心，而这个数量还在递增，生殖中心的助孕能力也越来越强。

（王晓婉）

第二节　不孕症之性生活篇

 每次性生活时间短影响生育吗？

在不孕不育男科门诊经常会被问到这样的问题：

"医生，我和爱人每次性生活的时候时间很短，我俩不生育是不是因为这个原因呀？"

"医生，我老公性生活时间短，2年了我还没怀孕，有什么方法帮他治治吗？"

……

其实，性生活时间短不但不影响生育，还是人类祖先繁衍后代的一个"技能"。试想一下，在弱肉强食的原始社会，两个相互爱慕的人，终于摆脱了猛兽的追赶，找到了一个隐蔽的空间准备繁衍后代，他们会有很长的时间进行性生活吗？他们必须迅速地完成交配，省下时间来躲避猛兽的袭击或寻找食物。所以，理论上来说，只要夫妻间能完成阴道内射精，男方精液质量正常，性生活时间长短一般不会影响生育。故而不要因为性生活质量差，大家就认定是因此而导致的不孕，而不去做不孕不育的相关检查，反而耽误了最佳怀孕时间。

（王　磊）

 性生活太少可致不育吗？

一些求子心切的夫妻，由于对性生活相关的问题认识不足，往往不知道该如何协调性生活次数与生育的关系。有的夫妻认为应该"憋"一段时间，"养精蓄锐"可能更好（图1-6），因此选择间隔较长时间才同房1次，如 1 周或 2 周进行 1 次性生活。"养精"真的能"蓄锐"吗？

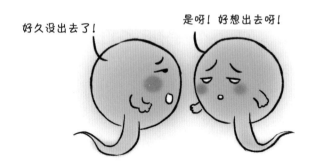

图 1-6　减少同房次数对精子的影响

不育男性人群通常都有比较显著的职业特点，如因工作需要经常早出晚归，休息、饮食没有规律，工作高度紧张，长时间没有性生活等。这种工作、生活习惯还会影响男性体内多种激素分泌，导致精子的数量和存活率下降。而且，由于精子代谢速度减慢，还会导致精子老化，精子的活力、质量都会大大降低，所以难以受孕。故而性生活太少可致不育便是源自于此。

（孙建华）

怎样同房更好"孕"？

1. 在受孕窗口期同房才能够怀孕

一项对 221 位正常备孕女性的前瞻性研究发现，所有怀孕的女性都至少在受孕窗口期（即排卵前 6 天到排卵结束的这段特定时期）内有过一次性生活，而未在受孕窗口期进行性生活的夫妇均没有怀孕。对于月经周期规律的女性，一次同房即成功怀孕的概率也在受孕窗口期较高。由此可见，在对的时间同房是多么的重要。

2. 排卵前后不同时间的妊娠率不同

学者们对 98903 位正常育龄期妇女（排除不孕症）的 22 万个月经周期的数据进行分析，比较了在排卵前 7 天至排卵后 2 天（共 10 天）同房的怀孕概率，结果发现，排卵前一天同房怀孕的概率最大，之后逐渐下降。

3. 排卵期只同一次房是不够的

有研究表明，在受孕窗口期内每天同房者的周期妊娠率为 37%，每两天同房一次者的周期妊娠率为 33%，每周同房一次者的周期妊娠率为 15%。此外，排卵前一天同房次数由 1 次增加到多次（图 1-7），妊娠率会由 10% 增加到 42%。由此可见，想要提高妊娠率，还要"勤努力"。

又见面了！

出来啰！最近要经常见啰！

图 1-7 增加同房次数

4. 为抓排卵期，男方"禁欲憋大招"往往适得其反

由睾丸制造的精子会源源不断地输送到附睾、输精管、精囊等部位，并且要经历继续完善的过程和为使卵子受精而准备的获能。如果长时间不同房，精液不能规律地排出体外，精子就会在生殖道的各个部位不断地"阵亡"，所以长时间不同房不但不会使精子的数量显著增加，而且即使侥幸存活下来的精子也已经严重老化，故而长久禁欲大可不必。

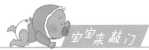
在受孕窗口期每天或隔天同房，必要时增加同房次数，且不要错过排卵前一天，这样才会更好"孕"。

（王晓婉）

备孕中，性生活相关的常见疑问有哪些呢？

1. 同房之后，长时间平躺对妊娠率的影响

一些有生育要求的女性在同房之后会平躺很长时间，认为这样有利于精子进入女性生殖道，同时可以减少精液从阴道流出，其实这样做是没有科学根据的。

精子射入阴道后很快就可以进入宫颈。1973 年的一项研究发现，在女性排卵期，进入阴道的精子 15 分钟内就可以到达输卵管。另有一项研究利用放射性元素对精子进行标记后发现，进入阴道后穹隆的精子最快两分钟内就可运动到输卵管；更为有趣的是，随着卵泡的增大，进入宫腔的精子数目随之增多；晚卵泡期在优势卵泡侧的输卵管内出现的精子数多于非优势卵泡侧的输卵管内出现的精子数。这表明精子在女性生殖道内的迅速运输和优势卵泡分泌的激素有关，进一步保证了优势卵泡侧输卵管优先积攒足够量的精子。总体来说，精子在进入阴道后的数分钟内便可以到达输卵管，并不需要平躺太长时间。

2. 女性性高潮对妊娠率的影响

性高潮可能有利于精子的运输，但是没有明确证据表明性高潮会增加妊娠率。男性射精之后，精子会在几秒内进入宫颈，这与同房姿势无关，也没有证据表明特定的性生活姿势与胎儿性别有关。

3. 性生活时使用人体润滑液对怀孕的影响

实验室研究发现，使用人体润滑液可能会降低妊娠率。以水为基础的润滑剂，在体外与精子共培养后会明显影响精子的活力，即使将 K-Y 胶冻、橄

榄油和唾液的浓度分别稀释到 6.25%，仍会影响精子的活力和速度。以矿物油、羟乙基纤维素、芥花籽油等为基础的润滑剂，对精子无明显不利影响。尽管实验室数据表明一些人体润滑液可能影响怀孕，但实际应用润滑液的夫妇的妊娠率并未受到明显影响。备孕期夫妻如果有需要，建议最好选用以矿物油、羟乙基纤维素、芥花籽油为基础介质的润滑液。

（潘　荣）

第三节　不孕症之病因篇

 什么是不孕症？为什么会不孕？

1. 不孕症的定义

不孕症正成为越来越多育龄期夫妻的难言之隐。据统计，每 10 对育龄期夫妻中就有 1 对或 2 对夫妻罹患不孕症。如何判定自己得了不孕症呢？我们可以通过时间、事件、结果这三点来进行自查。

· **时间：**同居 ≥ 1 年。

· **事件：**正常性生活且没有采用避孕措施。正常性生活，意味着夫妻双方都不存在性功能障碍，如男方勃起功能障碍、射精障碍；女方因心理因素、生殖道结构异常等因素无法进行性生活等。没有采用避孕措施，意味着未采用禁欲、体外射精、安全期同房、佩戴避孕套、口服避孕药、上环等避孕措施。

· **结果：**计划怀孕而没有怀孕。

2. 不孕症的原因

首先了解下怀孕是怎么发生的：从卵巢排出的卵子，被输卵管伞端捕捉到输卵管内，在输卵管壶腹部与峡部相连处等待精子，精子通过宫颈进入宫腔，

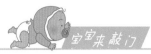

然后游走到输卵管，随之精子、卵子见面并结合完成受精形成受精卵，受精卵边继续发育边顺着输卵管游走到子宫腔内，像种子一样种植在合适的子宫内膜中，然后"生根发芽"长成胎儿（图1-8）。

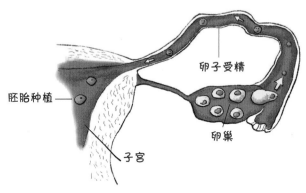

图 1-8　怀孕过程

由此可见，怀孕的基本条件有4个：卵子、精子、输卵管和子宫，即女方要有正常的排卵功能，男方有足够活动数量及质量的精子，排卵期完成正常性生活，有至少一侧输卵管通畅，子宫及内膜状况良好。

简单来说就是三方面：种子、运输通道、土壤。

·**种子**：对于女方来说，首要因素是年龄。年龄≥35岁尤其是40岁后，由于卵巢功能逐步下降，自然妊娠率可由20%下降至5%～10%，故而≥35岁的女性备孕半年未孕就需要尽快就诊，排查是否存在卵巢储备功能下降的情况，以便尽早干预。其次则是要有规律性排卵，简单的自查方法是观察自己是否有规律的月经周期，月经准时来潮且周期在23～37天的大部分女性都能自然排卵，而排卵日多在下次月经来潮前的第14天；月经不规律者，如月经周期短于23天或超过37天，则多伴有卵泡发育障碍、排卵障碍或黄体功能不足，此时需尽早就诊、及时干预。卵巢功能的评估和监测排卵的最佳方法就是到医院进行B超监测。

对于男方来说，则意味着能正常射精且精子的数量、活力、形态等指标达到一定标准。想了解这些指标，须到医院进行检查才能知道。

·**运输通道**：对于女方来说，就是需要至少一条通畅的输卵管。想了解输卵管是否通畅，需要进行输卵管造影来评估。

对于男方来说，则是有通畅的输精管能正常射出精子。

·**土壤**："土壤"是指孕育胚胎的宫腔环境。如果合并子宫畸形、子宫内膜结核、宫腔粘连、子宫内膜过薄、子宫内膜息肉等异常时常会降低妊娠率，导致不孕，增加流产风险。在 B 超监测排卵的同时，可以通过 B 超进行内膜评估。B 超下发现内膜可疑病变时可进一步行宫腔镜进行排查及治疗。

不孕症并非不治之症，通过详细的检查、评估，医生会为您制订相应的治疗方案，药物、手术、人工授精、试管婴儿助孕等方法可以解决绝大多数不孕夫妻的难题。

（马　淳）

 输卵管不通做什么检查？

输卵管是精子、卵子见面的必经之路，就像"鹊桥"一样，为精子、卵子一月一次的团聚做好准备（图 1-9）。如果输卵管出现问题，就可能导致精子、卵子"相遇"困难。因此，对于女方排卵正常及男方精液检查正常或轻度异常的不孕症夫妇，输卵管通畅性检查就显得非常重要了。

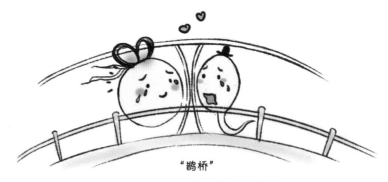

"鹊桥"

图 1-9　精子、卵子在输卵管相遇

目前输卵管检查常用的方法有哪些呢？

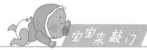

1. 子宫输卵管造影术

该方法是医生通过子宫输卵管造影专用导管将造影剂缓慢地注入子宫，在 X 线下观察造影剂通过子宫、输卵管及最终到达盆腔的整个过程来评估输卵管的通畅情况。其操作简单、价格低廉、客观，是目前进行输卵管通畅性检查的首选方法。

常用的造影剂有油溶性造影剂和水溶性造影剂。目前有文献表明，在不明原因不孕女性进行子宫输卵管造影检查时，使用油溶性造影剂可以提高术后自然妊娠率及持续妊娠率。

任何事物都有利有弊。那么，该造影术的并发症有哪些呢？常见的并发症包括术后感染、造影剂栓塞和过敏反应等，但这些并发症发生率均在 1% 以下。

2. 输卵管通液术

医生通过子宫输卵管造影专用导管将通液用药物缓慢地注入子宫，通过观察推注的阻力及液体是否有反流、患者是否有疼痛感来判断输卵管的通畅度。

该检查方法的优点是方便、价格低廉；缺点是如果只有单侧输卵管异常或输卵管积水，而另一侧输卵管正常，通液的结果可能存在误差。

3. 宫腔镜或宫、腹腔镜下输卵管通液术

在宫腔镜引导下，医生可以清楚地看到宫腔形态及双侧输卵管开口，将造影管准确地依次定位到双侧输卵管开口处，注入 10 ～ 20 mL 美兰染料，通过观察推注的阻力及液体是否有反流来判断输卵管的通畅度。这种检查方法的优点是可以准确定位，发现单侧输卵管问题；缺点是由于子宫位置、输卵管走行存在个体差异，有时候在插管时易将管子错误地抵在输卵管的管壁上，从而对输卵管畅通与否做出错误的判断，而且该方法无法观察到输卵管的外观、形态及盆腔状况，费用也相对较贵。因此，除非合并宫腔异常情况，

否则不建议将该方法作为检查输卵管的首选方法。

但如果宫、腹腔镜联合检查就不一样了。在腹腔镜直视下观察输卵管外观情况，不但可以诊断输卵管异常，还可以进行相应的治疗。因此，宫、腹腔镜联合手术下对输卵管的评估是最可信的，也是诊断输卵管通畅性的"金标准"。但因其有创性及价格昂贵，导致应用受限，多数用于治疗目的。

4. B 超下输卵管造影术

B 超下输卵管造影术相对复杂，需要具备造影功能的 B 超机和具有丰富经验的 B 超医生才能开展。B 超下造影可以准确地评估输卵管的通畅度，且具有可以同步评估卵巢功能、无放射性等优点。

总之，输卵管通液术相当于"瞎子摸象"，摸到什么大象就长什么样子；子宫输卵管造影术就相当于给大象照相，很客观，但是也有照片失真的时候；宫、腹腔镜下输卵管通液术就相当于真实地站在大象面前，直观地感受大象的样子，比任何描述性的文字或者抽象的图像都更真实、可靠。

（文 雯）

 好好的输卵管怎么就堵了呢？

卵子由卵巢排出后，被输卵管伞端捡拾起来，运送至输卵管壶腹部与峡部连接处等待受精，当精子经由阴道进入宫腔，行至输卵管时，精子与卵子相遇完成受精。故而输卵管的通畅是受孕必不可少的条件之一。

输卵管的管腔细长而狭窄，最窄部分的管腔直径只有 1 ～ 2 mm，输卵管内侧与子宫角相连，通往宫腔，远端游离呈伞状，与卵巢相邻，通往腹腔，具有拾卵功能。

当发生输卵管炎、盆腔炎时，输卵管的最狭窄部位及伞端很容易发生粘连或完全闭锁，故而输卵管局部炎症是造成输卵管阻塞的主要原因。造成输卵管局部炎症的高危因素主要有四方面（表 1-2）。

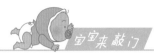

表 1-2　造成输卵管局部炎症的高危因素

高危因素	举例
下生殖道感染	淋病奈瑟菌、衣原体感染，细菌性阴道病，致病菌上行进入输卵管导致的局部炎症
卫生习惯不良	经期性交，使用不洁卫生巾，不恰当的阴道冲洗导致致病菌上行感染的风险增高
邻近器官炎症蔓延	阑尾炎、腹膜炎等蔓延至盆腔累及输卵管
宫腔内操作后感染	清宫术、宫腔镜检查等宫腔内有创操作，尽管是无菌操作，但因为阴道是有菌环境，有创操作造成的下生殖道黏膜损伤、出血、坏死无法避免，当机体抵抗力下降或未采取预防措施时，就有可能出现术后感染

此外，合并子宫内膜异位症的患者，因子宫内膜异位病灶周期性出血可导致盆腔粘连及输卵管粘连（图 1-10）；结核感染的患者，由于血液播散以致盆腔结核感染，从而破坏输卵管结构，导致输卵管阻塞；既往有盆腔手术史，如阑尾切除术、剖宫产术或其他盆腔手术，术后粘连形成，也可能会影响同在盆腔的输卵管。

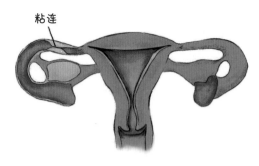

粘连

图 1-10　输卵管粘连

对预防输卵管阻塞的一些建议：尽管女性生殖道具有比较完善的自然防

御功能，但当自然防御功能遭到破坏、机体免疫功能下降、内分泌发生变化或外源性致病菌侵入，均会导致输卵管局部炎症的发生。因此，要注意性生活卫生以及避免多个性伴侣；如果没有怀孕需求时，一定要避孕，避免计划外妊娠后的人工流产；避免熬夜、劳累、久坐等，提高自身免疫力，从而减少盆腔炎的发生。

（李晓芳　王晓婉）

 ## 结核感染会导致不孕症吗？

肺结核，也就是"肺痨"，我们常常觉得可怕，殊不知结核感染往往呈隐匿性，约 40% 的结核患者无临床症状。结核最常侵袭的部位是我们的肺，但并不是只感染肺部，全身上下除了牙齿、指甲和毛发，都可能感染结核。尤其是女性的生殖器结核，潜伏期可长达 1 ～ 10 年，往往由其他部位的原发结核灶迁延而来，大多数患者在发现生殖器结核时，原发病灶多已自愈或治愈。

生殖器结核最易累及双侧输卵管，因输卵管黏膜有利于结核杆菌的潜伏感染，从而导致输卵管黏膜破坏，管腔内充满干酪样坏死组织，管壁僵硬，伞端闭锁，造成输卵管的功能受损，失去运送卵子及受精卵的功能，导致不孕。当病情进展，结核会经由输卵管感染宫腔，导致子宫内膜受到不同程度的破坏，且这种破坏不可逆，严重时会导致宫腔内膜消失、瘢痕化，从而表现为经量减少、闭经、宫腔粘连等。

结核杆菌可以说是女性生殖的"杀手"，临床上相当一部分因输卵管阻塞或不全阻塞需接受试管婴儿助孕的患者是由结核的隐匿性感染导致的。此外，结核感染后不仅容易导致不孕，还会对孕妇造成严重影响。孕期因为准妈妈的内分泌功能改变及免疫力下降，结核更易复发及恶化，导致死胎、流产等严重后果（图 1-11）。

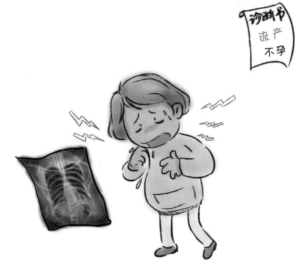

图 1-11　结核杆菌对女性的影响

因此，孕前排查、控制结核非常重要。①如您目前患有结核，请一定积极前往结核病医院治疗，规范用药，尽早阻断结核杆菌的迁延风险。②如您曾经患有结核，请在孕前评估结核感染状态，以降低孕前及孕期结核复发的风险。③如您已经治愈结核，但遗留有结核的后遗症，如双侧输卵管阻塞、宫腔粘连等，请您积极前往生殖中心评估您的生育力，尽快选择试管婴儿助孕，解决生育问题。

（师　赟）

 输卵管性不孕，选手术治疗还是试管助孕？

输卵管性不孕占女性不孕的 25% ～ 35%，是女性不孕主要的病因之一。引起不孕的输卵管病变包括输卵管近端梗阻、远端梗阻、全程阻塞，输卵管周围炎，输卵管功能异常和先天性输卵管畸形等。那么，输卵管性不孕到底应该怎么办，选择手术治疗还是试管助孕（图 1-12）？

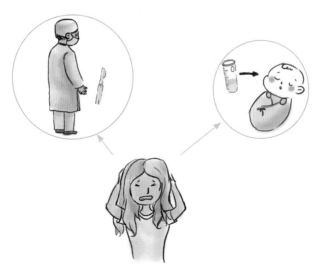

图 1-12　输卵管性不孕的选择

无论是选择手术治疗还是 IVF，都需要先对夫妻双方的生育能力进行充分评估，尤其是女方卵巢储备功能和男方精子质量。根据中华医学会生殖医学分会（CSRM）制定的指南共识可知：① 对于双侧输卵管梗阻者，高龄、卵巢储备功能低下或合并其他不孕因素患者推荐 IVF；双侧输卵管近端梗阻者推荐直接 IVF；双侧输卵管远端梗阻者可选择 IVF 或手术治疗。② 对于复发性输卵管梗阻者，推荐直接 IVF。③ 对于有输卵管妊娠病史的输卵管梗阻者，推荐直接 IVF。④ 单侧输卵管梗阻者尚无定论，卵巢储备功能正常、不合并其他不孕因素的单侧输卵管近端梗阻患者可考虑先促排卵人工授精，3 个周期未妊娠者可推荐行 IVF；单侧输卵管远端梗阻患者可选择 IVF 或直接手术治疗。⑤ 对于输卵管绝育术后患者可选择输卵管吻合术或 IVF；高龄、合并其他不孕因素者推荐直接 IVF。

需要注意的是：① 输卵管近端梗阻插管疏通术后，约 1/3 患者的输卵管会在疏通术后半年内重新阻塞，故而术后 6 个月仍未孕者推荐 IVF 治疗。② 输卵管远端梗阻手术后累积妊娠率在 1 年内上升最快，2 年内达到平台期，因此术后尝试自然妊娠最佳时机为 1 年内，超过 1 年仍不孕可推荐 IVF，2 年仍不孕者强烈推荐 IVF。

（王晓婉）

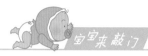

 手术疏通输卵管一定可行吗?

在因输卵管积水需要手术治疗的患者中，经常会有这样的疑问："医生，我怀不上孩子，应该手术疏通输卵管后试孕才对，您为什么建议我做输卵管结扎或者切除呢?"这一切就需要从输卵管损伤的分期来说。那么，首先要了解一下输卵管的基本构造（表1-3）。

表1-3　输卵管的基本构造及作用

组织结构	作用
最内层为黏膜层	黏膜层由4种细胞构成，其中很重要的一种细胞为纤毛细胞，其上的纤毛摆动起运送受精卵的作用。各种炎症侵袭输卵管时，常常会导致输卵管管腔黏膜细胞数量减少甚至消失，纤毛的缺失可导致输卵管运送受精卵障碍，进一步导致不孕或异位妊娠的发生
中间层为平滑肌层	该层肌肉收缩有协助拾卵、运送受精卵的作用。炎症侵袭输卵管时，会导致输卵管管壁增厚纤维化，甚至僵硬，管腔弹性消失，无法蠕动，直至功能的丧失，而且不可逆转
最外层为浆膜层	当浆膜层受损，会表现为输卵管粘连扭曲、伞端闭塞不通、输卵管瘘、副开口等不同病变，多数可经手术处理

评判输卵管功能的好坏、如何治疗、治疗后效果如何，是与输卵管受损伤的程度密切相关的。具体而言，它是和管腔内黏膜受损程度、管壁厚薄、伞端是否完全粘连三方面密切相关的。因此，在手术中，医生会根据这三方面的情况对输卵管损伤程度进行评分和分期，将其划分为Ⅰ、Ⅱ、Ⅲ、Ⅳ期。

目前的研究结果认为，Ⅰ、Ⅱ期病变较轻，手术后效果明显优于Ⅲ、Ⅳ期，术后妊娠率高、异位妊娠率低。Ⅲ期者术后有一定的妊娠概率，但亦有一定的复发概率及异位妊娠可能。若输卵管为IV期损伤，术后妊娠率极低。有研究表明，IV期输卵管积水复发率最高可达 70%，若积水复发不仅无法自然妊娠，还会影响试管助孕的成功率，常需二次手术再次处理积水。

因此，并非所有输卵管病变均可经手术修复。如果术中发现病变为IV期，最好选择结扎或者切除，强行保留损伤严重的输卵管不仅无法实现自然妊娠的愿望，可能还会增加异位妊娠、积水复发等二次手术的风险。

（焦敏洁　李小娟）

如何监测卵泡的发育过程？

排卵是成功怀孕的重要因素之一。正常女性每个月经周期都会经历卵泡生长、发育、成熟、排卵的过程。一般可以通过 B 超观察、了解卵泡长大到消失的过程，按照卵泡生长、成熟的规律，推测排卵时间，指导同房，增加妊娠率。

月经规律的女性（以月经周期 28 天为例），排卵一般发生在下次月经来潮前的第 14 天。一般月经来潮的第 8 ～ 12 天，这个月要长大的卵泡就被优势化了，优势卵泡的生长速度为 1 ～ 2 mm/d，一般在月经周期的第 14 ～ 16 天成熟（图 1-13），呈圆形或椭圆形，形态饱满，直径可达 15 ～ 20 mm，卵泡在超声下呈现为透声清亮的无回声区。排卵后，成熟卵泡消失，约 40% 的女性排卵后子宫直肠陷凹内会见到少量液体，也就是常说的盆腔积液，它是由破裂的卵泡中的卵泡液组成，并非是盆腔炎症的表现。

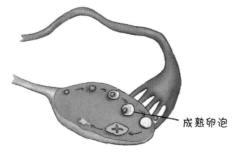

成熟卵泡

图 1-13　成熟卵泡

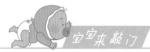
监测排卵一般在月经周期第 8 ~ 12 天开始，每 1 ~ 3 天监测一次，具体需根据卵泡生长情况来定，一般一个周期需要监测 2 ~ 5 次。需要注意的是，对于月经周期较短的女性，卵泡监测可能在月经周期第 5 ~ 7 天就开始了。

在监测排卵过程中，也会发现一些患者出现小卵泡排卵（即卵泡未长大成熟就排卵）、卵泡不生长、卵泡大小与子宫内膜厚度不匹配的异常情况，此时医生会在再次监测排卵周期时，进行相应的药物干预及治疗。因此，通过 B 超监测排卵，不仅仅是告诉女性最佳的同房时间，还可以发现排卵或子宫内膜的异常并进行相应的治疗，以提高妊娠率。

（文　雯）

 您得多囊卵巢综合征了吗？

"医生，您看看我的 B 超单上怎么卵泡这么多，我得多囊卵巢综合征了吗？"

多囊卵巢综合征（PCOS）是青春期及育龄期女性最常见的妇科内分泌疾病，其发病率在绝经前妇女中达 6% ~ 10%，占无排卵性不孕患者的 30% ~ 60%。经常能听到很多就诊的不孕患者仅凭一张 B 超单就说自己是多囊卵巢综合征，其实是混淆了"多囊卵巢"和"多囊卵巢综合征"的概念。

"多囊卵巢"往往提示卵巢功能良好，有很多的小卵泡，而"多囊卵巢综合征"则是一组合并很多临床症状的综合征，影响排卵和生育。稀发排卵或无排卵（月经稀发，月经周期 > 35 天；闭经或不规则子宫出血），同时具有高雄激素血症、高雄激素的症状（多毛、痤疮、脂溢性皮炎、毛孔增粗等）或者卵巢的多囊样改变（一侧或双侧卵巢，直径 2 ~ 9 mm 的卵泡数 ≥ 12 个，或卵巢体积 ≥ 10 mL），并排除引起高雄激素和排卵异常的其他疾病，才可诊断为 PCOS（图 1-14）。

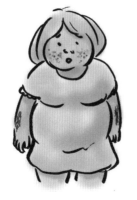

图 1-14 多囊卵巢综合征的表现

痤疮
多毛
毛孔增粗
……

多囊卵巢综合征的确切病因尚不明确，存在家族聚集现象，需长期用药控制，控制好则与正常人无异。如果不积极干预，病情可能发展，出现代谢综合征，即糖代谢异常、糖尿病、脂代谢异常、心血管疾病等；长期雌激素刺激而无孕激素拮抗可能发展为子宫内膜癌、乳腺癌等。

PCOS 的治疗应根据患者的需求和代谢情况采取个性化的措施，以达到缓解症状、满足生育要求的目的。饮食控制、运动与行为矫正的生活方式调整疗法在 PCOS 的治疗过程中起着重要的作用。

那么，对照上述标准，您真的得了多囊卵巢综合征吗？

（刘晓娟）

 多囊卵巢综合征最权威生活指南，您了解吗？

说起多囊卵巢综合征，往往甩不掉这样的标签：育龄期、内分泌疾病、不孕、难治、难愈。但是，别发愁，2018 年《多囊卵巢综合征国际循证指南》已经制订出了简单易行的生活方式指导，快来学习一下吧！

·推荐健康的生活行为方式：有效控制体重，维持健康，提高生活质量。对于超重的患者，希望 6 个月内达到减重 5% ～ 10% 的目标。

·通过行为策略管理体重：要制订目标、自我监测、刺激控制、解决问题、自信训练、减缓进食速度。

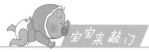
・**饮食**：推荐一般人群健康饮食原则，同时在不减少正常营养素摄入的情况下，减少热量摄入。

・**运动**：18～64岁的人群，每周至少进行150分钟中等强度和75分钟高强度的身体锻炼。每次中等强度的锻炼可持续30～60分钟，运动形式有快走、徒步旅行、骑自行车、练瑜伽、打排球、打羽毛球等；高强度锻炼可进行有氧运动30分钟，包括高强度有氧操、举重训练、竞技篮球、游泳等。

・**关注心理健康**：建议对PCOS超重/肥胖的心理合并症（焦虑、抑郁、与健康相关的生活质量低等）患者给予尊重和关怀，以达到控制体重的目的。

（王春利）

 ### 二甲双胍能治疗多囊卵巢综合征吗？

"医生说我得了多囊卵巢综合征合并胰岛素抵抗，让我吃二甲双胍，但是我也不懂为什么要吃，谁知道啊？"

"我妈妈因为糖尿病一直在吃二甲双胍，我又没得糖尿病，怎么也让我吃二甲双胍呀？是开错药了吗？"

……

没错，就是这个药！二甲双胍作为2型糖尿病的一线治疗药物，在内分泌科常常被用于增加胰岛素敏感性和降低血糖。但这个药并不单单用于内分泌领域，随着各种研究的不断开展，它的适应证也随之延伸，现在已经成为治疗多囊卵巢综合征的常用药物。

我国《多囊卵巢综合征的诊断和治疗专家共识》（2008年）推荐将二甲双胍用于肥胖或胰岛素抵抗的PCOS患者。2010年欧洲人类生殖及胚胎学会和美国生殖医学会（ESHRE/ASRM）共识推荐将二甲双胍用于糖耐量受损的PCOS患者。2013年美国内分泌学会多囊卵巢综合征诊疗指南建议，对合并糖耐量受损或代谢综合征且生活方式调整无效的PCOS患者，建议加用二甲双胍治疗。

当和"饮食 + 运动"结合，二甲双胍可以降低 2 型糖尿病风险，帮助管理体重，降低 PCOS 患者对碳水的渴望度，改善胰岛素抵抗，有利于减重，增加排卵概率。

但二甲双胍也会有一些不良反应，主要是胃肠道的不适，如恶心、呕吐、腹泻、腹痛和食欲不振，特别是一开始服用时。所以，起初从低剂量开始，或者与食物一起服用，会好一些。

虽然二甲双胍可以治疗部分 PCOS，但是要知道，治疗 PCOS 要从"饮食 + 运动"，即减轻体重开始，养成良好的生活习惯。

（蔡　贺）

 ## 想怀孕，要先调月经吗？

月经推迟，久久不来，甚至闭经；月经频发，周期缩短，毫无规律；月经淋漓不净持续多天；月经量大如泉涌；月经量少贵如油……这些通通都属于让备孕女性如临大敌的"月经不调"。

月经不调是一组关于女性月经异常的临床症状的统称，因为月经不调往往伴随着女性不孕，故而很多月经不调的备孕女性首先想到的就是调完月经再备孕！这样做对吗？

1. 正常月经

正常月经的特点：月经周期 21 ～ 35 天，月经时间 2 ～ 7 天，月经量 30 ～ 50 mL。

月经是指伴随卵巢周期性排卵而出现的子宫内膜周期性脱落及出血。其本质在于"卵子发育、卵子成熟、排卵、黄体形成、黄体退化"这一过程中产生的激素周期性变化引起的子宫内膜周期性脱落及出血。故而规律的排卵会产生规律的月经来潮，是生殖健康的标志，而排卵异常或不排卵往往会导致月经不调，是造成不孕的重要原因。

但还有一种情况，月经也能规律来潮，如口服短效避孕药、激素类药物等模拟激素的周期性变化，从而产生规律性月经来潮。

2. 先调排卵再备孕

先调月经再备孕？不推荐！所谓"擒贼先擒王，治病需治本"，对于备孕女性而言，单纯调理月经让月经规律来潮，而忽略排卵问题，无异于舍本逐末，治标不治本，那应该怎么办呢？

第一步，排查是否合并器质性疾病。当患先天性生殖系统发育异常、子宫内膜息肉、子宫内膜病理性增生、宫腔粘连、子宫内膜癌、肾上腺皮质肿瘤、垂体微腺瘤、卵巢功能性肿瘤、滋养细胞肿瘤等疾病时可导致月经异常。

第二步，排查是否合并内分泌疾病。当合并甲状腺功能减退、甲状腺功能亢进、肾上腺皮质功能亢进、高泌乳素血症、希恩综合征、空蝶鞍综合征、多囊卵巢综合征、低促性腺激素性性腺功能减退、黄素化未破裂卵泡综合征、卵巢早衰、黄体功能不足或萎缩不全等内分泌疾病时可导致月经异常。

第三步，排查是否存在不良生活习惯或生活习惯改变。当发生突然或长期精神压抑、紧张、焦虑、环境改变、过度劳累、情感变化、寒冷、体重下降、饮食习惯改变、厌食症、睡眠习惯改变、熬夜、剧烈运动等情况时，可能导致身体神经内分泌障碍引起月经异常。

第四步，及时启动促排卵治疗，恢复排卵，完成受孕及恢复月经双指标。对于备孕女性而言，治疗相关器官性疾病、纠正内分泌异常、改善不良生活习惯后，大部分女性都可以恢复正常月经、改善排卵障碍，但对于部分合并内分泌疾病，如低促性腺激素性性腺功能减退、多囊卵巢综合征、黄素化未破裂卵泡综合征等的女性而言，及时启动促排卵治疗，纠正排卵后，才能恢复正常月经，与此同时还能完成受孕的目的，一举两得。

（王晓婉）

 您的卵巢储备功能还好吗？

近年来，随着工作节奏的加快、生活压力的增加，越来越多的朋友选择晚婚晚育。在门诊上，医生经常会遇到结婚多年，一直避孕，最后想要孩子却怀不上的患者，检查后发现其卵巢储备功能减退，这还能怀孕吗？

1. 卵巢储备功能

卵巢储备功能是指卵巢内存留卵子的数量和质量，是女性生育能力的代名词。它对女性生育来说就如同"银行卡余额"一样。

一般来说，育龄期女性越年轻，卵巢储备功能越好，但女性的生理年龄并不能完全代表卵巢的实际"年龄"。卵巢储备功能除受年龄影响外，遗传、生活环境等因素也会影响卵巢储备功能。

2. 卵巢储备功能的评估

卵巢储备功能是否良好关乎女性生育策略的选择，那么，如何判断卵巢储备功能呢？

· **年龄**：当女性年龄大于 35 岁以后，卵巢内卵泡数目明显减少，而且卵子质量也随女性年龄升高而降低。

· **基础窦卵泡数**：基础窦卵泡数一般指月经来潮第 2～4 天的双侧卵巢中 2～9 mm 的卵泡数，是预测卵巢储备功能的最佳指标之一。如果双侧窦卵泡总数少于 5～7 个，则提示卵巢储备功能下降。

· **促卵泡生成素、黄体生成素**：月经周期第 2～4 天测促卵泡生成素（FSH）、黄体生成素（LH）及 FSH/LH 比值来预测卵巢储备功能。一般认为，若 FSH 水平≤ 10 U/L，预示卵巢储备功能正常；若 FSH 水平处于 15～25 U/L，则预示卵巢储备功能明显下降。FSH/LH 值 > 3.6，预示卵巢对促排卵反应较差。

· **抗米勒管激素（AMH）**：AMH < 1.1 ng/mL 时，预示卵巢储备功能下降；AMH < 0.5 ng/mL 时，预示卵巢储备功能明显下降。由于 AMH 水平随时间波动较小，因此在月经周期任何一天都可以检查。

· **其他**：既往有卵巢手术史或放疗、化疗史等是卵巢储备功能下降的高危因素。

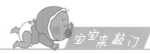
3. 卵巢储备功能减退的意义

当窦卵泡数低于 5 ～ 7 个，AMH 值低于 0.5 ～ 1.1 ng/mL，血清基础 FSH >
10 U/L 时，往往提示卵巢储备功能减退。那么，卵巢储备功能减退意味着
什么呢？

·生育能力下降： 正常卵巢储备功能的女性在正常排卵情况下每月受孕
的概率约为 20%，而卵巢储备功能减退的女性每周期成功受孕的概率明显下
降，高龄者甚至不足 5%。

·流产率升高： "量变引起质变"，卵子数目的减少往往伴随的是卵子
质量的下降，如胞浆的老化、胞核的老化。异常卵子在受精后往往带来较高
的流产风险。

4. 卵巢储备功能减退的应对措施

无论是何种原因导致的卵巢储备功能减退，如果拖延等待，寄希望于食
疗、锻炼、心态调整，对于怀孕来说可能意味着"雪上加霜"。因为随着年
龄增大，卵巢储备功能将逐渐下降（特别是 35 岁之后），最终走向卵巢衰竭，
彻底丧失生育能力。

正所谓"花有重开日，人无再少年"，岁月在赐予人们阅历的同时，带
来的还有衰老。因此，如果您婚后暂时没有备孕计划，可以先评估一下您的
卵巢储备功能，如果卵巢储备功能一般或者已经开始下降，就不要再避孕了，
而应该抓紧时间备孕或及时接受助孕治疗。

作为生殖中心的医生，衷心地希望每一个"她"能在最好的年龄遇见"他"，
通过我们的共同努力，迎来新生命的诞生！

（陈丽娟　于　玲）

 高龄女性怀孕难，难在哪里了？

高龄女性想要怀孕，往往要遭受"三重打击"：不易怀、易流产、
结局差。

当女性年龄到了 35 岁以后，其自然流产的风险开始显著增加，妊娠率和活产率开始下降，各种妊娠合并症、并发症的发生风险不断上升。

1. 不易怀

随着年龄的增加，女性生育力下降，不孕症的发生率逐渐升高。研究表明，20 ～ 24 岁女性不孕症发生率约为 6%，25 ～ 29 岁女性不孕症发生率约为 9%，29 ～ 34 岁女性不孕症发生率约为 15%，34 ～ 39 岁女性不孕症发生率约为 30%，39 ～ 44 岁女性不孕症发生率约为 64%（图 1-15）。

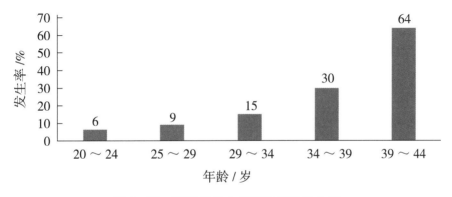

图 1-15　不同年龄女性不孕症的发生率

这种生育力的下降，除了与卵巢内卵泡数目的下降及质量降低有关之外，子宫疾病增加也是降低妊娠率的重要原因，如子宫肌瘤、子宫腺肌病、子宫内膜病变发生率都随着年龄增长而增加。

2. 易流产

研究表明，35 ～ 44 岁妊娠女性自然流产率为 40%，45 岁以上妊娠女性自然流产率为 60%（图 1-16）；在活产率方面，38 ～ 39 岁女性的活产率为 19.2%，39 ～ 42 岁女性的活产率降为 12.7%，42 ～ 44 岁女性的活产率为 5.1%，而 > 44 岁女性的活产率最高为 1.5%，甚至更低（图 1-17）。

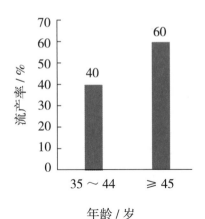

图 1-16　不同年龄女性的流产率

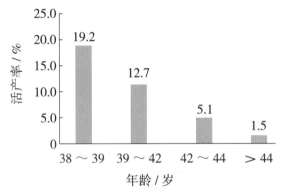

图 1-17　不同年龄女性的活产率

3. 结局差

高龄女性的妊娠相关风险随年龄增加而显著升高。研究显示，45 岁左右的孕妇慢性高血压、糖尿病合并妊娠与妊娠期糖尿病、妊娠期高血压的发生率分别较 25 ～ 29 岁的孕妇高 2.7、3.8、10 和 1.89 倍。≥ 40 岁的女性怀孕后未来会面临更高的卒中和心脏病发生的风险。同时，新生儿出生缺陷（如唐氏综合征、小儿脑瘫等）的发生风险也会随着母亲生育年龄的增长而增加。

俗话说，"出名要趁早"，从上可知，生孩子也要趁早哦！

（王晓婉）

检查什么问题都没有，怎么就怀不上呢？

事出必有因吗？但偏偏有的事情就是找不到原因。有一些夫妇老是怀不上，可就是找不到原因。今天我们来一起了解一下，什么是不明原因性不孕症以及破除这个困局的方法。

1. 不明原因性不孕症

诊断为不孕症的夫妇经过精液检查、输卵管通畅度检查、排卵功能评估这三项检查仍未能发现明显问题的不孕症称为不明原因性不孕症。不明原因性不孕症的发病率占不孕症人群的 10% 左右。

2. 不明原因性不孕症的病因

不明原因性不孕其实是一种生育力低下的状态。不明原因性不孕症可能的病因包括免疫性因素、潜在的卵子质量异常、精子卵子结合障碍、潜在的输卵管功能异常、胚胎植入失败、遗传缺陷等，但是由于检测手段有限，导致不孕的确切病因并没有被检查出来，因此被认为是不明原因性不孕症。

3. 不明原因性不孕症进一步检查的必要性

由于不明原因性不孕症的病因十分多样化，目前的检查手段也十分有限，多增加的检查并不能明显提高诊断出病因的概率，而且更全面、细致的检查也可能无法改变大多数人的妊娠结局。因此，不明原因性不孕症的患者增加检查需慎重。

4. 不明原因性不孕症的治疗方案

虽然都是不明原因性不孕症，但由于女性年龄、不孕年限、既往治疗史、治疗效果、生育需求等不同，医生需要根据每个人的情况制订出个体化的治疗方案（图1 18）。

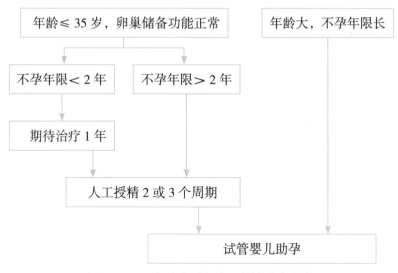

图 1-18 不明原因性不孕症的治疗方案

（潘　荣）

 不孕症隐秘的病因是什么？

　　自 1978 年世界上第一例试管婴儿诞生已经有 40 余年了，人们都知道试管婴儿技术是目前治疗不孕症的最有效的手段，但大部分人不知道的是，试管婴儿技术还是发现不孕症病因的有效手段。有些不孕症夫妇只有取出女方卵子和男方精子，经过体外受精、胚胎体外生长等环节后，才能发现导致其不孕的"隐秘的角落"。

　　之所以这样说，是因为在试管婴儿技术治疗的过程中，临床医生会发现有的人促排后卵泡长得非常好，但取卵时很多卵泡内没有找到卵子；有的人每次取卵，卵子都不成熟；还有夫妻双方精子和卵子看似很正常，但就是不受精；有的人胚胎长得很慢，受精后第三天的胚胎和别人第二天的一样；有的人受精后第三天胚胎很好，养到第五天却没有形成囊胚，等等。这些异常只有在行试管助孕的过程中才能发现，这时候我们才恍然大悟，原来是这些"隐秘的角落"的异常导致了多年不孕，这种情况在不明原因性的原发性不孕症患者身上更常见。

为什么会这样呢？有可能是基因突变导致的。

在卵子和胚胎生长的每个关键节点，如有关键基因突变，就会导致卵子或胚胎发育停滞。如果将我们目前已知的所有致病基因比作北斗七星，那么有可能致病的所有基因突变就如同浩瀚星河，我们目前了解的知识还太少、太少。这个"隐秘的角落"值得我们不停地去探索。

这一现象也提示我们，对于男方精液正常、女方排卵正常及输卵管通畅的夫妇来讲，未避孕未孕 5 年以上、经历过排卵监测后同房试孕多个周期未孕或 3 个周期以上人工授精未孕，应尽早考虑接受试管婴儿技术治疗，因为极有可能存在上述"隐秘的角落"里的异常。

（师　赞）

巧克力囊肿会影响怀孕吗？

子宫内膜异位症是育龄期女性常见的一种疾病，患病率约为 10%。常见表现是月经期盆腔疼痛、盆腔包块及不孕。子宫内膜异位症患者中，17%～44%的患者存在卵巢子宫内膜异位症，又称巧克力囊肿。

巧克力囊肿的存在，不仅会引起经期疼痛（图 1-19），导致不孕，同时还会损害卵巢的储备功能。

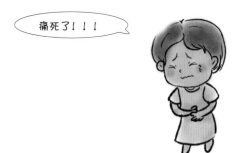

图 1-19　巧克力囊肿引起的痛经

研究表明，巧克力囊肿患者的 AMH 水平明显低于其他良性卵巢囊肿患者的 AMH 水平，也低于健康卵巢女性的 AMH 水平。AMH 是一项评价卵巢储备功能的血液生化指标，AMH 低于正常值，提示卵巢储备功能下降。AMH 越低，提示卵巢储备功能越差。不仅如此，还有研究表明，巧克力囊肿患者卵巢皮质中的卵泡密度下降，低于健康女性卵巢皮质中的卵泡密度。这些研究结果都表明，巧克力囊肿患者的卵巢储备较正常女性下降更快。

因此，若您存在经期盆腔疼痛的情况，请尽快就诊，首先排除巧克力囊肿等子宫内膜异位症。若您有备孕需求，请在医生指导下选择合适的助孕方式。

（李　珮）

子宫腺肌病可导致不孕吗？

1. 子宫腺肌病的定义

子宫腺肌病是由于一部分子宫内膜离开了自己的原位置（宫腔），迁徙、移居到了子宫肌层内，并逐渐发展演变形成的一种疾病（图 1-20）。

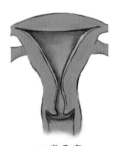 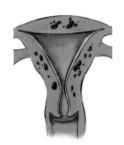

正常子宫　　　　　　　　子宫腺肌病

图 1-20　正常子宫和子宫腺肌病

正常情况下，女性的子宫内膜会在体内激素的作用下发生周期性生长、脱落，并由阴道排出形成月经，周而复始。但异位到子宫肌层的内膜，无法像月经血一样排出，日积月累，病灶越来越大，而且不断侵袭，慢慢就发展成为子宫腺肌病，此时就会出现如下问题。

· **痛经**：月经期前后或月经期出现下腹部疼痛、坠胀，伴有腰酸或其他不适，严重者非止痛药不能缓解，但也有 10% 的患者没有任何症状。

·**生育力下降：**不孕、反复种植失败、复发性流产等。

2. 子宫腺肌病对怀孕的影响

（1）异位的内膜到处"播种"、繁殖，可导致正常的器官出现不正常的病灶。移居在肌层的内膜会导致子宫肌层增厚、变硬，不利于胚胎着床。子宫内膜可以移居到任何其他位置，移居后造成各种侵袭扩张，如在卵巢上影响排卵，在输卵管中影响输卵管蠕动、阻碍精子运动、阻碍精卵结合及转运，在盆腔中影响输卵管抓拾卵子等。

（2）异位的内膜会释放有害物质，不利于胚胎种植及发育。移居子宫肌层的内膜组织会产生一些异常的物质，这些物质会破坏宫腔的和谐环境，导致内膜接受胚胎的能力下降，从而使胚胎种植失败。

（3）异位的内膜除了造成局部损害之外，随着时间的累积、病灶的扩大，危害会更大。约 20% 的子宫腺肌病患者会合并巧克力囊肿。巧克力囊肿就是内膜移居到了卵巢上形成的囊肿，卵巢上的病灶可能会导致排卵障碍、排卵后黄体功能不全，甚至会影响到卵巢功能。子宫腺肌病患者会存在体内某些抗体表达的异常，导致免疫系统功能紊乱，致使不孕或流产。

3. 子宫腺肌病合并不孕的治疗

·**药物治疗：**应用最多的是促性腺激素释放激素激动剂（GnRH-a）类的药物，比如达菲林、亮丙瑞林、戈舍瑞林等。这类药物能有效抑制垂体分泌促性腺激素，以改善症状和降低异位病灶带来的损伤，增加妊娠机会。

·**手术治疗：**子宫内的内膜异位病灶除非行子宫全切手术，否则是无法彻底切除干净的，对于有生育需求的女性来说，这种方法显然是不可取的。所以，手术治疗子宫腺肌病只适用于病灶相对局限、症状严重、有适应证的患者。

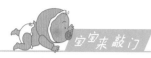
（王　瑞　孟　彬）

 ## 发现子宫肌瘤怎么办？

　　"医生，您快帮我看看，我是不是得了肿瘤？"只见B超单上写着："子宫前壁见肌瘤样回声……"哦，原来是子宫肌瘤！

1. 子宫肌瘤的定义

　　子宫肌瘤是发生在子宫肌层的一种良性肿瘤，由子宫肌层平滑肌细胞及结缔组织增生形成，多发生于30～50岁的女性人群。在35岁以上妇女中，40%～50%存在子宫肌瘤，约80%手术切除的子宫标本病理检查中可见子宫肌瘤。因此，若发现子宫肌瘤，莫要过度恐慌。

2. 子宫肌瘤的病因

　　子宫肌瘤目前病因尚未明确，但多数与女性体内雌激素水平升高或者紊乱有关。雌激素可促进肌细胞分裂、刺激肌瘤生长。此外，月经初潮过早、高血压、肥胖、大量食用牛羊肉或饮酒可能会增加子宫肌瘤发生的风险。

3. 子宫肌瘤的症状

　　子宫肌瘤多数没有症状，多在体检时发现，部分女性朋友也可通过以下症状进行自我排查：①月经异常，如月经量多、经期延长、痛经等；②膀胱压迫症状，如尿频、尿急、排尿困难等。

4. 子宫肌瘤对怀孕的影响

育龄女性如果患有子宫肌瘤，可根据子宫肌瘤的大小和生长位置判断是否会影响受孕。如果长在黏膜下，胚胎种植受阻，可导致妊娠率下降，流产风险增加，影响人工授精和试管婴儿的成功率；如果在肌壁间或浆膜下，一般不影响胚胎种植，若无其他症状，正常备孕即可。

5. 子宫肌瘤的治疗

一般要根据患者年龄、症状、肌瘤的具体位置和大小来决定治疗方式。目前子宫肌瘤的治疗主要分两大类：非手术治疗和手术治疗。

非手术治疗的方法：① 期待治疗，定期随诊观察，不做治疗，主要是针对没有症状的肌瘤，一般 3～6 个月随访一次。② 药物治疗，子宫肌瘤具有激素依赖性，所以，使用一些激素拮抗类药物可以抑制肌瘤生长，减轻临床症状。③ 海扶刀，利用超声高强度聚焦，使肌瘤组织坏死。

手术治疗的手段：① 子宫肌瘤剔除术，育龄期有生育要求的女性，可经腹、阴道、宫腔镜和腹腔镜等途径行手术剔除。② 子宫切除术，对于高龄无生育要求或疑有恶变者可以切除子宫。③ 子宫动脉栓塞术，通过阻断子宫动脉及其分支，减少肌瘤的血供来限制肌瘤的生长。

6. 妊娠后子宫肌瘤的变化

临床实践证实，只有约 1/3 的孕妇妊娠期间肌瘤会稍稍增大。因此，有子宫肌瘤的孕妇不必过于担忧，按时产检，密切观察即可。

（王春利）

 那些子宫畸形的患者最后怀孕了吗？

子宫是孕育胚胎的温床，所以当子宫先天畸形时，往往就会影响胚胎种植，降低妊娠率。常见的子宫畸形有双子宫、单角子宫、纵隔

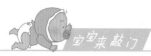

子宫等（图 1-21）。

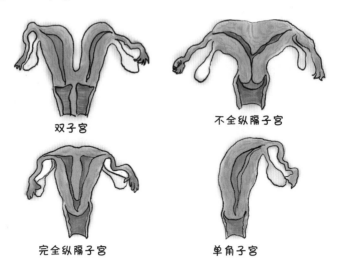

双子宫　　　　　　　不全纵隔子宫

完全纵隔子宫　　　　　单角子宫

图 1-21　常见的子宫畸形

一些子宫畸形的患者由于输卵管阻塞或男方精液异常不得不选择试管婴儿治疗时，往往会担心妊娠结局差，如妊娠率会不会下降？流产率会不会升高？那真实情况是怎样的呢？

2018—2020 年西北妇女儿童医院生殖中心质控数据显示，试管婴儿平均妊娠率为 58%～63%，流产率为 9%～10%。

我们把 2018 年 1 月至 2020 年 12 月期间在西北妇女儿童医院生殖中心进行试管婴儿助孕的子宫畸形患者新鲜移植周期妊娠结果做了个统计，结果如表 1-4 所示。

表 1-4　试管婴儿助孕的子宫畸形患者新鲜移植周期妊娠结果

畸形子宫	周期数	移植周期数	临床妊娠数（妊娠率）	流产数（流产率）
双子宫	38	20	10（50%）	4（40%）
单角子宫	242	144	89（61.8%）	19（21.3%）
纵隔子宫	303	153	97（63.4%）	24（24.7%）

我们可以发现，妊娠率以纵隔子宫最高，与正常人群相当；双子宫及单角子宫相对较低，但是也能达到50%。而其流产率相较西北妇女儿童医院生殖中心质控数据（9% ～ 10%）而言仍然较高。

这与国内外相关数据大体一致，但略有不同。目前相关文献数据提示，单角子宫种植率、妊娠率、流产率与正常人群无明显差异，但西北妇女儿童医院生殖中心数据提示妊娠率相当，但流产率较高，这仍需要积累更多的数据进行分析总结。纵隔子宫的数据显示妊娠率为63.4%，这其中包括不少轻度不全纵隔或者子宫纵隔手术纠正后的患者，经研究提示子宫纵隔经过治疗后妊娠率可以提高。

总体而言，这部分患者的妊娠率还是乐观的，所以，对于子宫畸形的患者，我们仍然主张自然试孕，发现畸形应该及时就诊，咨询妇科医生是否需要手术纠正畸形。但是，当伴有其他符合试管婴儿治疗指征的疾病时，应该积极配合医生治疗，不要因为过度担心妊娠率而耽误治疗。

（王　涛）

 子宫内膜息肉会导致不孕吗？

在备孕及辅助生殖助孕时发现子宫内膜息肉应该怎么办？它的危害大不大？需要治疗吗？下面就为大家说说子宫内膜息肉与不孕相关的话题。

1. 子宫内膜息肉

子宫内膜息肉是一种妇科常见病，其发病率为10% ～ 15%，临床上常引起女性不孕、月经不调、白带异常等表现，是子宫内膜局部过度增生所致，表现为局限性内膜肿物突出于子宫腔内。

子宫内膜息肉（图1-22）的特点：颜色呈灰红色，有光泽，质软，单个或多发。蒂长短不一，长者可突出于宫颈口外，在妇科检查时易被发现。本病可发生于任何年龄，尤其育龄期至绝经后的女性。绝经后，如息肉伴发流血常预示恶变的可能。

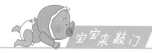
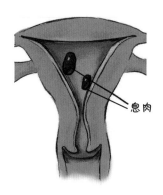

息肉

图 1-22　子宫内膜息肉

2. 子宫内膜息肉的诊断

子宫内膜息肉的诊断：一般需结合妇科检查、临床表现、B 超及影像学检查综合评估，B 超常提示子宫内膜回声不均或宫腔内强回声团，但宫腔镜检查是确诊的金标准。

3. 子宫内膜息肉对怀孕的影响

子宫内膜息肉通常认为是引起不孕的因素之一，会降低妊娠率，尤其是位于宫角的多发息肉，不仅影响精子和卵子的结合及运输，还会影响局部内膜的血供，干扰受精卵着床和发育。如果内膜息肉合并感染，还会改变宫腔内的环境，不利于精子存活和受精卵着床，最终可导致不孕。

4. 子宫内膜息肉的治疗

较小的息肉一般无临床症状，可以暂时观察随访，但对于直径大于 1 cm 的息肉和多发息肉，尤其有生育要求者，建议积极手术治疗。

传统的治疗方式是通过宫腔镜电切的方式切除息肉，电切一般适合多发息肉或宽蒂及较大息肉，手术时间短，操作快速，出血少，缺点是电刀容易对内膜产生损伤，引起子宫粘连、宫颈管粘连甚至闭经等并发症。

鉴于此，处于生育期或拟行试管助孕的女性，行宫腔镜检查确诊子宫内膜息肉时，推荐术中使用冷刀切除息肉。它的优点是无电器械操作，全程无气泡形成、无电损伤发生，可以更好地保护子宫内膜，且术后创面恢复快，手术前无须扩张宫颈，治疗费用低。

（段海霞　李小娟）

第四节　男性不育篇

 您了解男性精液检查项目吗？

精液化验的项目多种多样，包括精液常规分析、精子存活率测定、精液白细胞计数、精子形态学分析、精子 DNA 碎片测定、精子顶体反应、精浆生化检查等。

经常有患者询问："医生，我这些精液检查项目都检查了什么？"或者"医生，我精液化验的种类有没有重复的？"那么，下文就为大家简单介绍一下男科化验室常见的检查项目，以期能为大家解惑。

·**精液常规分析**：是精液分析中最常见的检查项目，主要分析内容包括精液颜色、精液量、酸碱度、液化时间、黏稠度、精子浓度、精子总数、精子活率、精子活力等，可谓"窥一斑而知全豹"，可以较为直观地反应男性精液质量。当然，排精过程中发生意外导致精液抛洒等一些特殊情况时，会对您的精液常规结果造成影响。一次的常规报告单只能反映该次的精液情况。

·**精子存活率**：不活动的精子不一定是死精子。如果您的常规报告单中前向运动的精子数占比少于 10%，那么精子存活率的检查结果就相对较为重要了（图 1-23）。精子存活率试验是通过测试精子膜的完整性来评估的，它可以检测出活精子的百分率。精子存活率参考值的下限是 58%。

·**精液中的白细胞**：精液里除了精浆和精子外，还存在着生精细胞、上皮细胞和白细胞等。其中白细胞有较重要意义，白细胞增多提示生殖道或副

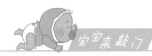

性腺可能存在感染。

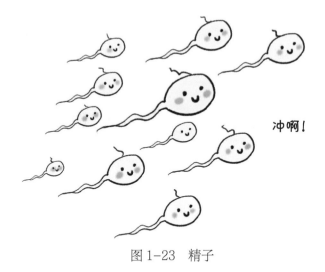

图 1-23　精子

· **精子形态学**：许多研究表明，精子中正常形态精子的占比与男性生育力存在联系。精子分为头、颈、尾三部分，只有三者均无异常的精子才被归为形态正常的精子。按照世界卫生组织 2010 年的标准，正常形态精子的百分率需 ≥ 4%。

· **精子 DNA 完整性**：精子 DNA 碎片指数可以反映精子 DNA 的完整性，常用来评价精液质量，也可以预测生育能力和妊娠结局。精子 DNA 碎片指数升高易造成不育或者女性反复流产。

· **精子的顶体反应**：精子的顶体反应是受精作用的反应之一，是受精的先决条件。通俗来讲，顶体的作用相当于足球比赛中的前锋，是球队进攻的第一线。因此，通过检测精子的顶体反应，可以反映精子的功能。自发顶体反应率大于 10% 提示异常。

· **精浆生化**：精浆是精子活动的介质。精浆锌可反映前列腺的分泌功能，精浆果糖可反映精囊腺的分泌功能，精浆中性 α – 葡萄糖苷酶反映附睾的分泌功能。因此，精浆生化的检查主要用于评估附属性腺的功能。

（吴玮依）

精液检查应该注意什么？

1. 禁欲时间

精液检查一般要求排精（包括同房、手淫、遗精等排精方式）后即禁欲后的 3～7 天内采集精液，如果时间不合适，可能会影响精液检查的结果，无法准确地反映自身精液质量。同时，真实准确的禁欲时间也有助于临床医生更好地分析和解读精液检查的结果。

如果需要复查，也建议每次采集精液前的禁欲天数尽可能保持一致，以减少禁欲天数的不同造成检查结果的波动。

精液检查前，应尽量避免桑拿及高温作业，同时，还应避开身体状态不佳的时候（如感冒、发热、长期失眠、大量饮酒等），以免影响检查的准确性。

2. 标本采集

精液标本采集一般要求使用手淫法，将一次完整的射精量收集在无菌取精杯内。因为精液的排出具有一定的顺序，前段主要包括睾丸液、附睾液（伴有大量精子）和尿道球腺液，中段主要包括前列腺液，后段主要包括精囊腺液，故精液标本采集需完整，遗漏任何一部分都将影响精液体积、精子浓度和精子总数的测定，尤其是富含精子的前段部分影响最大。也正因为前段部分容易丢失，因此不建议用体外射精法采集精液。一旦精液采集时出现标本收集不完整，请如实告知精液检验室的工作人员，以免影响检验结果和干扰医生的诊断。

（杨 杰）

多次精液分析结果都不一样，该相信哪一个？

对于男性不育患者来说，最为熟悉的可能就是精液分析了，在疾病的诊

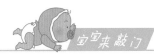

治过程中可能要做多次精液分析，包括治疗前、治疗中和治疗后，并要根据检查结果来决定治疗方案、调整治疗药物和判断预后。但是，最让患者困扰的是每次精液的检查结果都不一样，有些结果甚至相差很大，让他们无所适从。为什么会这样？该接受哪一个结果呢（图1-24）？

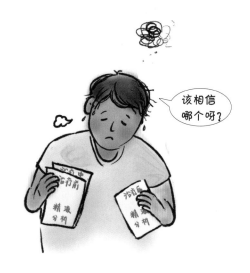

图1-24 男性精液分析

医生一般会认同最好的那个结果。

由于精液检查结果特别容易受到各种因素的影响，许多不利因素都会让检查结果变差，使得结果不具有代表性。这种偏差主要来自：①患者自身因素的干扰，如患病、酗酒、休息不好、精神压力大、禁欲时间差异等。②取精环境恶劣，如噪音、敲门、密闭空间等影响。③医务人员没有给予患者足够的注意事项提示。④精液收集过程出了问题，如医院里取精紧张、射精不充分、精液部分遗失、外部温度影响、送检时间间隔太久等。⑤检验不规范。⑥医生对精液结果的判读也存在较大的差异。

但是有一点我们应该坚信：如果您的精液质量很差，也一定难以有特别好的检查结果；但是如果您的精液很好，前述因素的干扰则可能导致假性异常，这并不能代表您的真实情况。

实际上，即使不接受药物治疗，每次精液检查的结果也不会一成不变，肯定会有自然波动。既然是波动，就会有好有坏，出现更加糟糕的结果也就在情理之中了。所以，在接受治疗的过程中，一旦出现不理想的精液复查结果，一定要冷静下来，反思一下自己近期是否有前述提到的影响身体整体健康状况及精液检查的不利因素。如果有，出现坏结果就是意料中的事情；如果没有，则可能是药物的疗效不佳，更换治疗药物或者治疗方法就可以了。

（孙建华）

 男方精子畸形率为 100%，女方还能怀孕吗?

"医生，我老公的精子畸形率为 100%，没有正常的精子，是不是我们再也不能有孩子了?"

"非也!"

1. 正确看待精子畸形率的报告单

（1）精子报告单中的 100% 畸形率能代表实际精液中的精子也是 100% 畸形吗（图 1-25）? 答案是否定的。那为什么报告单上还要写 100% 呢?

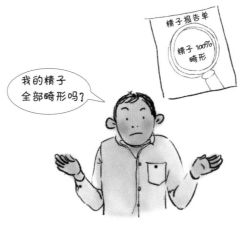

图 1-25　精子畸形

由于在检验过程中，并不是对流出的全部精液做检查，只是做抽样检查，即使在抽样检查的这些精子里也不是每个精子都要看一遍，只是对其中200条精子做形态学方面的详细评估，给出畸形率的报告。因此，即使报告写的精子100%畸形，绝大部分患者在全部精液里还是存在正常形态的精子的。

（2）即使实际情况精子畸形率确实是100%，也不用担心，如果精子其他参数，如精子密度、活力、顶体反应等正常，还是有自然生育的机会的。

（3）若因男方因素需要做第二代试管婴儿治疗时，一般最多需要几十条正常形态的精子（一个卵子只需要一个精子，而一次取卵很少会超过30个）。如果男方精子数量正常或接近正常，即使精子畸形率为100%，绝大部分患者还是能从射出的精子里挑选出少量正常形态的精子的。即使真的找不到或找不够形态正常的精子，还可以考虑睾丸穿刺取精子，通过睾丸穿刺，一般都能找到足量可用作第二代试管婴儿治疗的精子的。

（4）对于精子畸形率为100%的患者，如果精子数量不是极少，绝大部分是可以行试管助孕的。

（5）精子畸形率为100%，可能会引起男性不育或增加妻子流产的风险，需进一步做其他的检查来评估。

2. 精子畸形率高的原因

（1）泌尿生殖系统感染、精索静脉曲张等可引起精子畸形率高。研究显示，精索静脉曲张患者精液中尖头或不规则形状的畸形精子增多。

（2）接触有毒、有害的药物或射线。一些药物会导致精子畸形率高，如抗癌药、利血平、白消安、呋喃类药物等，可使精子不成熟，精子畸形的发生率升高。

（3）不良的生活方式及习惯。吸烟、酗酒、熬夜、蒸桑拿……这些可能是引起精子畸形率升高的元凶。

3. 精子畸形率高的治疗

（1）先找可能的原因，针对不同的病因采取相应的治疗措施。如泌尿生殖系统感染患者用抗生素治疗，精索静脉曲张患者可以行显微镜下精索静脉结扎术治疗等。

（2）经验性药物治疗，也能帮助改善精子畸形率。如含有锌、硒微量元素的制剂，维生素 E，维生素 C，辅酶 Q10，左卡尼汀以及中药治疗等。

（3）保持健康的生活方式。如戒烟、戒酒、适当运动等，否则所有的治疗都是徒劳。

（季兴哲）

 弱精子症是什么原因导致的？

弱精子症是男性不育的常见原因之一。精液常规检查中精子活力连续 2 或 3 次均小于 32%，即可诊断为弱精子症。那么导致弱精子症的常见因素有哪些呢？

·**感染因素**：各种病原体感染造成的睾丸病变和生殖道炎症均会对生精功能产生影响，进而影响精子浓度和活力，从而导致不育。

·**精索静脉曲张**：指精索内蔓状静脉丛的异常扩张、迂曲，主要是由于精索静脉回流受阻或瓣膜失效血液反流引起血液淤积所致。精索静脉曲张影响睾丸局部温度、睾丸血供、性激素分泌，损害生精过程，可引起精子质量和功能的异常，从而导致生育力下降。

·**内分泌因素**：精子生成减少和活力下降与各种性激素的紊乱密切相关。

·**免疫学因素**：当出现意外情况，如外伤、感染、生殖道损伤等，破坏血－睾屏障，从而使精子发生自身免疫反应，导致精子质量和功能下降。

·**遗传因素**：研究表明，染色体异常和基因缺陷对精子数量及精子的活力有显著影响。

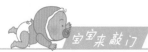

·环境因素和职业暴露: 微波辐射、重金属污染、日常生活中的化学因素、农药残留等均会对精子活力产生负面影响。

·生活方式: 随着社会的发展,人们的压力越来越大,生活方式也发生了较大变化,不规律的生活习惯成为不育的重要原因之一。熬夜、吸烟、酗酒、穿紧身裤、洗桑拿浴、久坐及缺乏运动等都会影响精液的质量。

·其他: 慢性疾病、药物及外伤、精神心理、神经功能障碍因素、营养因素均会对精子活力产生影响。

那应如何治疗及预防弱精子症呢?首先应去正规医院进行诊治,明确病因,积极配合药物、手术或辅助生殖治疗。同时要改变不良生活方式,戒烟,戒酒,不熬夜,保持良好的生活作息及饮食习惯。避免高温作业,避免接触有害毒物及放射性物质,远离强电离辐射等。

(王 琪 张 洲)

 ## 男性年龄与生育有关系吗?

人们普遍认为女性年龄增高与生育率下降紧密相关,因为年龄越大卵子老化越明显,尤其当女性大于 35 周岁时;而作为贡献胚胎一半基因组的男性精子,常被认为受年龄的影响较小。然而,近些年越来越多的证据表明,父亲高龄也影响着生育率。那么,这些变化体现在哪些方面,又怎样影响着男性生育力及子代呢?

1. 男性高龄的定义

目前,男性对生育力影响的年龄划分没有统一界定。不同研究中,高龄组的男性年龄均有不同,但普遍来看,40 岁可以作为一个分界线。

2. 男性高龄与精子质量

研究表明,高龄男性的睾丸体积缩小,削弱了精子的发生;男性高龄影响精液传统参数,包括精液量、总精子数量的减少、活力、活率、正常形态率的降低，精子DNA碎片指数的升高。目前，精液质量随年龄变化的原因尚不明确。

3. 男性高龄与辅助生殖

辅助生殖方面，男性年龄对辅助生殖助孕结果的影响没有一致结论。供卵的研究更倾向于男性年龄不影响辅助生殖受精率、妊娠率和活产率；然而，这种无负面影响更可能是通过供卵的年轻卵子对高龄精子的修复作用实现的。但是，对于卵子修复功能有限的高龄女性，男性年龄仍然会对助孕结果有负面影响。

4. 男性高龄与子代

男性高龄对精子非整倍体率的影响，目前没有统一结论，性染色体较常染色体似乎更易受到男性年龄的负面影响。年龄累积的 DNA 复制错误和活性氧自由基损伤使得男性生殖细胞发生染色体错误分离、点突变，以及甲基化表观遗传修饰改变的概率升高。这些遗传变异会传递给下一代，最终导致子代各种疾病和出生缺陷风险相对低龄父亲的后代显著增高。

总的来说，男性高龄导致精液质量下降，辅助生殖助孕结果变差，然而年轻女性的卵子似乎可以修复男性高龄对辅助生殖的负面影响。对子代而言，高龄父亲子代患各种疾病和出生缺陷的风险显著增高。

所以，有生育愿望的各位爸爸们，如果可以，尽早生育会是更好的选择。

（李　谦　周　梁）

基因突变可以导致男性不育吗？

世界卫生组织（WHO）发布的数据表明，不孕不育的发病率为 10% ～ 15%，其中 40% ～ 50% 是由男方因素所致，可见男性对不孕不育的影响还是很大的。激素异常、生理缺陷、性功能问题、环境和生活方式不良、基因突变等都可导致男性不育。然而还有一部分男性认为不孕不育是女方的问题，不愿主动做精液检查，更不愿意配合做基因检测。

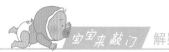
从男性生育力评估的结果来看，可以将男性不育分为相对不育和绝对不育，对于后者的发病原因，有一大部分可归属到单基因病范畴，可以看出基因突变已然成为导致男性不育的一个重要原因。

1. 男性不育相关基因突变的危害

基因突变可以导致男性睾丸发育不良、双侧输精管缺失、原发性纤毛运动障碍、少精子症、畸精子症、弱精子症、死精症和无精子症等一系列问题（图1-26）。研究人员已经发现了数千种致病的基因突变，其中精子异常就涉及两千余个基因，其中任何一个基因功能异常都可能导致男性不育。

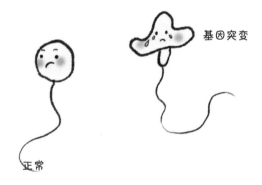

图1-26 正常精子和基因突变的精子

2. 基因突变导致男性不育的应对策略

携带有突变基因的男性不育患者，药物治疗效果有限，一部分患者虽然可以通过第二代试管婴儿技术——卵胞浆内单精子注射（ICSI）成功助孕，但出生后代仍有携带致病基因的风险。因此，ICSI治疗前进行遗传学检测及对胚胎进行植入前的基因筛查至关重要，目前最科学、合理的治疗手段是第三代试管婴儿技术——胚胎植入前遗传学检测（PGT），可以为此类患者成功孕育健康的宝宝提供帮助。

总之，正确的治疗方案源于精准的病因学诊断。若男方有问题，请不要忽视相关病因的基因检测，经过治疗，争取早日获得属于自己的健康宝宝。

（李明昭）

第二章

试管婴儿篇

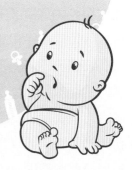

第一节　围试管婴儿篇

 "试管婴儿"是在试管里面长大的吗？

当人们第一次听说"试管婴儿"这个词的时候，有些人会猜想，"试管婴儿"会不会就是在试管中长大的孩子，甚至有人会联想到科幻大片中克隆人的镜头。同时有人可能会想，这样的"试管婴儿"是不是可以解放母体免受十月怀胎的不便？

当然，这些只是人们根据字面意思的猜想而已。"试管婴儿"只是大家耳熟能详的一种俗称。

1978，英国 Edwards 博士和 Steptoe 医生合作从一位 32 岁妇女的体内通过腹腔内窥镜取出卵子，放置在已准备好的培养皿中，随后又取用她丈夫的精子，使精子和卵子在试管内自然受精形成受精卵，经过体外培育形成胚胎，移植到母体的子宫内，继续在母体生长发育最后成功分娩。所以，试管婴儿的学术名称为"in vitro fertilization and embryo transfer（IVF-ET）"，翻译过来就是体外受精 - 胚胎移植（图 2-1）。由于跟普通分娩的婴儿一样，都是通过其父母双方的生殖细胞结合而来，所以他们继承的遗传物质以及生长发育潜能都是一样的。

随着科技的进步，精子和卵子相遇的场所也发生了很大的改变，已经不再是在试管中，而是在专门用于体外受精的培养皿中。只不过由于历史因素，"试管婴儿"的名称便沿用了下来。

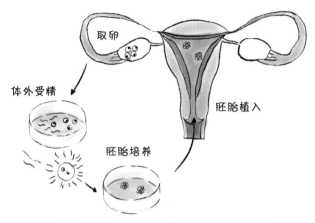

图 2-1　体外受精 – 胚胎移植的过程

（杨喆东）

 第一代、第二代、第三代试管婴儿技术越来越"先进"吗？

很多行试管助孕的患者会有这样一个误区，认为试管婴儿技术就如同手机或电脑一样，随着更新换代，一代更比一代好，试管婴儿技术应该也是这样，所以应该选择更"高级"的第二代或者第三代试管婴儿技术。其实不然，第一代、第二代、第三代试管婴儿技术均有其各自的适应证（表2-1），不能用简单的"级别"来判断。

表 2-1　第一代、第二代、第三代试管婴儿技术的适应证

试管婴儿技术	适应证	
第一代（IVF）	① 子宫输卵管因素； ③ 男性因素；	② 排卵障碍； ④ 不明原因因素
第二代（ICSI）	① 严重少、弱、畸精子症； ③ 生精功能障碍； ⑤ 第一代受精失败； ⑦ 需行第三代治疗者	② 梗阻性无精子症； ④ 免疫性不育； ⑥ 精子顶体异常；
第三代（PGT）	① 染色体数目或结构异常； ③ 单基因病患者或携带者；	② 夫妻一方为性连锁遗传病携带者； ④ 高龄，复发性流产者

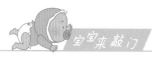

简单来讲，第一代试管婴儿技术和第二代试管技术的区别在于授精方式不一样。第一代试管婴儿技术是精子和卵子自然结合，最终形成胚胎，主要针对的是女方因素导致的不孕症患者。第二代试管婴儿技术是由于精子数量或质量很差，不足以和卵子自然结合，那么医生通过一种技术人为地帮助精子和卵子结合，最终形成胚胎，主要针对的是男方因素或双方因素导致的不孕症患者。

第三代试管婴儿技术即胚胎植入前遗传学检测，授精方式为第二代试管婴儿技术，只是需要增加一个步骤，即在移植前对胚胎的遗传物质进行筛选，挑选出正常的胚胎进行移植，从而提高妊娠率，降低流产率，避免遗传缺陷患儿的出生，主要适用于出生遗传缺陷风险高的夫妇（图2-2）。

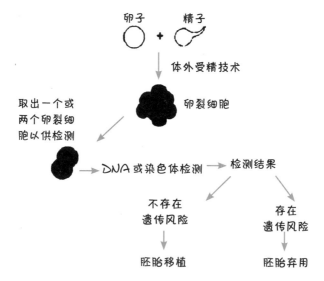

图2-2　第三代试管婴儿技术的过程

因此，选择哪种试管婴儿技术，取决于患者的情况，适合哪种才可选择哪种。

（王　涛）

试管宝宝与爸爸妈妈见面的过程是什么样的?

生活要有仪式感,试管宝宝与爸爸妈妈相聚的"仪式"要比普通家庭更加隆重、过程也会更加烦琐一些(图2-3)。

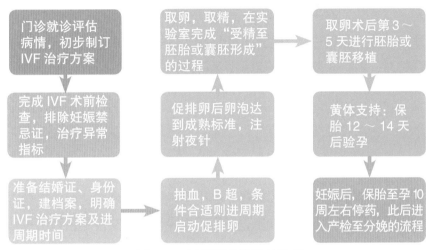

图 2-3　试管婴儿助孕的流程

第一环节,爸爸妈妈需要做全面的体检,健康的身体是试管宝宝坚实的靠山,尤其是妈妈,试管宝宝要在"子宫房"里住上10个月,如果妈妈的身体生病了,试管宝宝可能就住不进去了。

第二环节,爸爸妈妈需要建立试管档案,生殖中心管理很严格的,不建档案,就是"黑户",没有"通行证",就无法"见到"试管宝宝。

第三环节,妈妈要进入治疗周期,开始打针,要给试管宝宝储备足够多的营养和能量。这个阶段妈妈会比较辛苦,要天天打针。

第四环节,手术环节,包括取卵、取精、移植。这一环节是试管婴儿技术最重要的部分。妈妈取卵的时候不要害怕,生殖中心的医生会给妈妈打麻药的。移植就是试管宝宝坐在"移植管"号飞船里进入妈妈的"子宫房"。

第五环节，黄体支持，也就是妈妈打保胎针，让试管宝宝能够茁壮成长，生根发芽。这一阶段妈妈千万不要剧烈地跑跳，因为试管宝宝还没有站稳脚跟。但是妈妈也不能总是躺着，这样血液流动慢了，可能会形成血栓。妈妈这个时候要吃好喝好，营养均衡。最后，妈妈还要心情舒畅，要开开心心的，耐心地等待试管宝宝的到来。

第六环节，抽血验孕。这是最激动人心的时刻，妈妈和试管宝宝历经了一道道"仪式"，终于要相聚啦！但是，试管宝宝也可能"考试"不合格，没有拿到"报到通知书"，暂时还不能去见妈妈。如果是这样，请不要难过，要继续努力，相信试管宝宝一定会找到妈妈的！

（王　欣）

试管婴儿技术对女性有伤害吗？

试管婴儿技术的出现圆了很多不孕不育人群的父母梦，但还是有很多人对这个技术不了解，觉得很神秘，好奇如何操作，对女性是否有伤害？伤害有多大？带着这些问题，我们来慢慢解答。

试管婴儿技术是将精子与卵子在体外完成受精，形成胚胎后"送"到女性的子宫内，完成孕育的过程。

1. 促排卵阶段

很多患者对促排卵有所误解，认为促排后长出的卵泡是要将很多卵子提前"预支"，从而会影响卵巢功能，甚至最终会导致卵巢早衰。

其实这种担忧是没有必要的，正常女性一般每月都有一批卵泡进入生长周期，但只有一个卵泡发育成熟，也就是优势卵泡，而其他的非优势卵泡无缘生长到成熟阶段就已经闭锁了。促排卵只是让本来将要闭锁的卵泡发育起来，从而获得更多的卵子，提高受孕概率，并没有影响卵巢"储存池"中的卵子数量，故并不存在促排卵导致卵巢内卵子耗竭的风险（图2-4）。

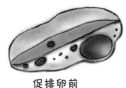 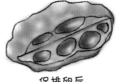

促排卵前　　　　　　　　　　　促排卵后

图 2-4　促排卵前后对比

当然，如果促排卵后卵泡生长过多，会有卵巢过度刺激综合征的风险。轻度患者只要休息，高蛋白饮食就可恢复。只有重度患者才会出现胸腔积液、腹腔积液等并发症以及血栓形成的风险，需要及时就医，给予对症治疗。

2. 取卵阶段

取卵是经阴道 B 超探头引导，将穿刺针通过阴道穿入卵巢内的卵泡取出卵子的过程。整个过程一般在麻醉下进行，时间通常不超过 20 分钟。相关手术风险包括出血、感染、周围脏器损伤等，但发生率很低，根据西北妇女儿童医院生殖中心数据显示，取卵后阴道出血的发生率约为 0.5%，腹腔内出血发生率不到 0.02%，感染的发生率为 0.03% ～ 0.6%。所以，对于绝大多数患者来说，取卵术的损伤很小，是非常安全的。

3. 移植阶段

移植是在超声引导下将胚胎通过移植管放入宫腔内。整个胚胎移植过程是无创的，患者几乎没有什么感觉，移植后只要平卧一会儿就可以正常活动了。

需要强调的是心理方面，因为就像不是所有的种子都能发芽长成大树一样，也不是所有的胚胎都能成功着床并最终发育，国内大多数生殖中心每移植周期的成功率在 40% ～ 60%。故而会有一部分患者在花费一定的时间、精力和金钱后，仍面临移植失败的问题，容易导致心理压力过大，其实这样反而更不利于怀孕。因此，患者应放松心情，做好充分的心理准备，坚持合理运动和健康饮食，以最饱满的状态迎接后续的治疗。

（李　萍　贾泓然）

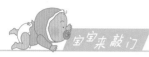

 试管婴儿的出生缺陷率高吗？

　　试管婴儿的出生缺陷率高吗？健康和智力会不会不如自然怀孕的宝宝？这是很多备孕迟迟无果的夫妻依然徘徊在"试管婴儿"门外的一部分原因。

　　关于试管婴儿健康的问题，多年来全世界都有较大规模的调查，研究显示，试管婴儿技术出生的孩子与自然受孕出生的孩子在出生缺陷、生理发育、智商等方面并无显著差异（图2-5）。但是也有人发现，试管婴儿中低出生体重风险增加，这与试管婴儿多胎的发生率高导致的早产、低体重等并发症有关，并不一定完全归结于试管婴儿技术本身。

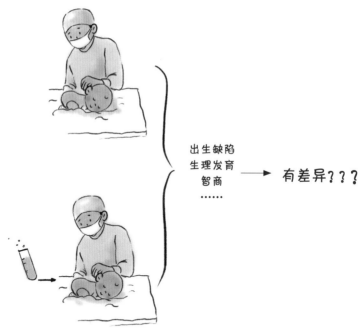

图 2-5　自然受孕婴儿与试管婴儿的对比

　　通过试管婴儿技术移植的胚胎是胚胎专家精挑细选出来的，特殊情况下还可以通过胚胎植入前遗传学检测技术对移植前胚胎进行遗传性疾病筛查，淘汰掉有问题的胚胎，降低缺陷患儿的出生率。

　　实际上，经过这么多年的发展，截至 2012 年，全世界已诞下约 800 万试管婴儿，第一个试管婴儿路易丝·布朗也已经结婚，并诞下了自己健康的宝宝。更值得高兴的是，有研究表明，试管婴儿宝宝在认知能力、社交能力、情商、心智方面等发育甚至要略高于自然受孕的宝宝，当然这也不排除是试管宝宝在接受教育、获取家庭关注度等方面的优势导致。整体而言，试管宝宝与自然受孕宝宝在出生缺陷上并没有显著性差异。

（张艳芳）

 乙肝患者可以行试管助孕吗？

乙肝病毒的传染途径有血液、唾液、性接触、母婴垂直传播等，如此看来，如果女性患有乙肝或是乙肝病毒携带者，后代患乙肝的风险会明显高于正常人，那么，得了乙肝就不能怀孕了吗（图2-6）？

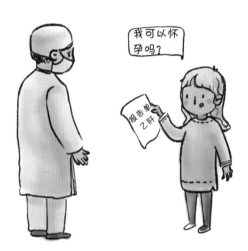

图 2-6 乙肝患者能否怀孕

1. 乙肝指标阳性者怀孕注意事项

乙肝患者是指体内乙肝病毒处于活跃复制期，并且合并有肝脏受损的症状。如果某位患者只是乙肝病毒检测阳性，肝功能正常，只能称作乙肝病毒携带者，不能称为乙肝患者。

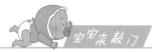

一般来说，对于症状严重、肝功能明显异常的慢性乙肝患者，特别是女性患者，不建议立即生育或辅助生育，应当先积极治疗，待病情稳定后再试孕。

绝大多数乙肝患者在肝功能稳定、病毒低复制状态下可以结婚并考虑生育，且伴侣应该注射乙肝疫苗并产生保护性抗体。

由于病毒处于活动复制期的患者孕期及产程中均存在垂直传播的风险，一旦新生儿感染，将是终身携带或感染，所以患有乙肝的准妈妈们一定要注意预防母婴传播，孕期可以在产科咨询乙肝宫内阻断技术。

2. 乙肝患者或携带者试管助孕的注意事项

乙肝患者或携带者可以接受试管助孕吗？当然可以。

在试管婴儿助孕过程中，大剂量的促排卵药物和黄体支持药物的使用会明显增加肝脏的负担，如果成功妊娠，肝脏负担还将进一步加重。因此，为了降低母婴传播及孕期肝脏受损的风险，对于肝功能异常、病毒复制活跃的夫妇，孕前建议如下。

（1）尽可能在病毒低复制状态、肝功能控制于正常水平时考虑辅助生殖治疗及妊娠。

（2）定期检查乙肝病毒在血液中的复制量及肝功能指标。

（3）充分咨询传染科，明确传染风险的大小及后续治疗方案，适量使用抗病毒及保肝药物。

乙肝患者，如肝功能正常，乙肝病毒滴度正常并经专科医生评估乙肝病情控制良好时，便可行试管助孕。幸运的是，在实际临床工作中，见到更多的是乙肝病毒携带者，此类患者检查指标常常显示乙肝病毒在血液中的复制量低于传染阈值，且肝功能正常，这种情况对子代的垂直传播风险较小。

（师　赞）

辅助生殖技术助孕前的注意事项和检查有哪些?

1. 注意事项

在准备辅助生殖技术治疗前 3 个月内及治疗期间,女方应注意如下内容。

(1)在准备采用辅助生殖技术助孕治疗前 3 个月内,尽量避免注射疫苗(如乙肝疫苗、流感疫苗等)。

(2)在准备采用辅助生殖技术助孕治疗前 3 个月内,应加强营养,注意休息,避免感冒及发热。

(3)所有计划怀孕的女性均应在怀孕前 3 个月就开始补充小剂量叶酸。

(4)在助孕技术治疗周期内,如无必要,不要服用可能会影响妊娠或对妊娠有负面影响的药物。

(5)在准备采用辅助生殖技术助孕治疗前 3 个月内,尽量避免使用香味过重的化妆品(如香水、口红等),避免接触化学物品(如染发剂、烫发剂等)。

(6)要有充分的心理准备,保持良好、轻松的心态。

(7)辅助生殖技术不受季节的限制,其过程需要 1 ~ 2 个月,虽无须住院治疗,但因需频繁到院就诊,需提前安排好工作和生活。

(8)助孕前需完善术前检查,排除手术及妊娠禁忌证。

2. 术前检查

女方应做的检查包括性激素、甲状腺功能、结核菌素试验、血细胞五分类、血型全套、红细胞沉降率、凝血功能、肝炎系列、梅毒、艾滋病、肝肾功能、血糖、血同型半胱氨酸、抗心磷脂抗体、CA125、心电图、尿液分析、阴道分泌物、衣原体、特殊细菌涂片、宫颈刮片、HPV 基因分型检测、宫腔镜、染色体等。

男方应做的检查包括精液常规、精子形态学分析、精液白细胞过氧化酶、

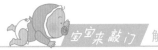

衣原体、特殊细菌涂片、血型全套、肝炎系列、艾滋病、梅毒、染色体等。

（魏莲花　邓柯苹）

第二节　促排卵 - 取卵 - 受精篇

促排卵方案是"私人定制"吗?

制订促排卵方案是辅助生殖技术中最关键的环节之一，因为选择一个最佳的促排卵方案可以获得最佳的卵子数和胚胎数，从而获得一个良好的妊娠结局。同时，一个好的方案还可以减少卵巢过度刺激等不良事件的发生。

下面介绍目前辅助生殖领域常用的一些 IVF 促排卵方案以及医生制订方案时的考虑因素，以帮助大家更好地了解及配合完成 IVF 促排卵的过程。

·**长方案**：顾名思义用时比较长，一般在排卵后 1 周开始降调节，降调14 天后开始启动促排卵，促排卵 10 ～ 12 天开始取卵。这个方案主要用于年轻、卵巢内窦卵泡数 8 枚以上、卵巢功能比较好的女性。因为降调比较充分，得到的卵子成熟度比较均匀，数量也比较多，因此长方案往往是一个生殖中心的主流方案。

该方案需在排卵后 1 周进周期，故而要求患者须有正常的排卵功能。所以一些平时月经不规律、排卵不正常的患者常不考虑该方案。另外需每天注射针剂，时间长达 20 余天，有时候还需要一支药物分 2 天使用，相对烦琐。在日益强调改善患者体验的大环境下，长方案的这些缺点就比较突出。

·**超长方案**：对卵巢功能好的患者还有没有其他适合的方案呢？有，就是超长方案。一般在月经的第 2 ～ 5 天开始注射长效降调针，30 天后启动促排，促排卵时长与长方案相似。

一般合并子宫内膜异位症、多囊卵巢综合征的患者，卵巢功能好、排卵不正常的患者可以选择该方案；此外，前次试管周期卵子异常、胚胎质量差、助孕失败的患者再次试管助孕也可以考虑选用该方案。

超长方案听起来用时更长，但实际比较方便。因其注射次数少，成功率较高，故是一个常用方案。

·拮抗剂方案：一些年龄大、卵巢功能差的患者，降调节后往往卵泡不易生长，这时首选拮抗剂方案。该方案不进行降调节，在月经第2天直接开始促排卵，中后期加用拮抗剂以防止卵泡提前排掉。注射次数少、方便是其优点。

·其他方案：对卵巢功能非常差的患者，往往使用大剂量促排卵药物，仍然获卵非常少，而且可能对卵子质量会有不利影响，这时候可以考虑用微刺激或自然周期方案，有时候可能需要多周期取卵才能攒够一次移植需用的胚胎。这类方案促排卵的费用相对较低，对于需多次促排取卵的患者来讲性价比较高。

在制订方案的时候，医生除了考虑患者年龄、卵巢功能，还要评估体重、既往手术史、既往对促排卵药物的反应性、合并症、男方情况等多方因素。例如，有卵巢手术史的患者，要预估可能对促排卵药的低反应；男方严重精子异常、需第二代及第三代试管婴儿技术助孕者要尽量多获卵……这些在选择方案时都要考虑。医生还可能会询问患者的居住地、居住环境，以判断复诊来回是否方便、回家注射药物的可靠性是否有保障，从而在保障成功率高的前提下选择更方便患者的方案。

（柏海燕）

 卵宝宝是多多益善吗？

控制性超促排卵，顾名思义，就是在医生控制下用促排卵药物促进卵巢内小卵泡生长，达到多卵泡同时发育并成熟的促排卵操作（图2-7）。超促排卵主要用于试管婴儿促排卵阶段，目的是获得较多卵子，从而形成较多胚胎，以便挑选优质胚胎移植或有更多的机会去移植，从而提高每取卵周期妊娠率。

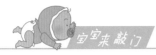

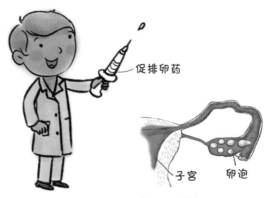

图 2-7　控制性超促排卵

既然如此，是不是增加促排卵药物剂量，让卵子越多越好呢？

答案是否定的，主要原因是卵泡过多可能会导致卵巢过度刺激综合征（OHSS）。OHSS 的发生主要是由于多个卵泡发育可导致雌激素水平过高，血管通透性增加，从而引起腹胀、卵巢增大、水电解质平衡紊乱、胸腔积液、腹腔积液等。严重情况下，OHSS 可能发展成危及生命的疾病，如血栓栓塞事件的风险增加，尽管这种情况发生率很低，但后果严重。

另外，可能也有一部分高龄患者觉得自己年龄大，基础卵泡少，期望通过增加药量以增加获卵也是不现实的，因为最终卵泡的多少与自己的基础窦卵泡数量息息相关，大剂量用药不但不能增加卵子数目，反而会影响卵子的减数分裂，简言之就是影响卵子质量，所以高龄促排卵药物的药量应当适可而止。

控制性超促排卵，就是尽量控制卵泡生长的时间、速度、数目及激素水平，从而达到在保证安全的前提下提高妊娠率。

有研究表明，当获卵数 < 15 枚时，活产率随着获卵数的增加而升高；获卵数为 15 ～ 20 枚时，活产率趋于平稳；获卵数 > 20 枚时，活产率呈下降趋势，并发症发生率呈上升趋势。一般认为，获卵数在 8 ～ 15 枚时，助孕的妊娠率会达到最高。

所以，应用超促排卵后，卵宝宝并不是多多益善哦！

（田　莉）

夜针知识，你知道多少?

在应用试管婴儿技术治疗的过程中，经过促排卵治疗，最终卵泡长到一定大小后，我们需要一个特殊药物来促进卵母细胞最终成熟，这也是试管婴儿技术促排卵过程中的最后和最关键的一步，此药物注射时间一般安排在晚上，因此被称为夜针。

（1）注射夜针意味着多数卵泡已成熟，可以安排取卵时间了。

（2）取卵一般在夜针注射后约36小时进行。如早晨8点取卵，夜针注射时间一般在取卵前36小时（即前天晚上8点），取卵与夜针注射间隔若超过36小时也不要紧张，因为38小时内均可。

（3）夜针注射的药物种类并不完全相同。多数患者使用人绒毛膜促性腺激素，少数患者如拮抗剂方案促排卵者可以选用曲谱瑞林，个别自然周期取卵患者也可以不用任何药物。

（4）夜针注射的剂量也不完全相同。人绒毛膜促性腺激素用药量4000～10000 U不等，具体剂量一般根据卵泡个数、雌激素水平等因素决定。卵泡越多，雌激素水平越高，注射剂量越少，因为人绒毛膜促性腺激素不仅促使卵泡成熟，还与卵巢过度刺激的发生密切相关，所以，发生卵巢过度刺激风险的高危患者注射剂量要减少。

（5）夜针注射时间不可错。夜针注射时间错误，会间接导致取卵时间受到影响。虽然多数患者是晚上注射夜针，但是个别患者（如自然周期或微刺激周期取卵者）的夜针时间可能提前，可能会提前到中午或者下午注射。无论什么时间，必须按照医嘱时间用药，否则会影响取卵结局，如提前排卵、卵子不成熟等。

（6）注射夜针至取卵间期，多数患者不需要复诊。注射夜针后，按要求时间准时返院取卵即可，期间无须复诊，但是个别患者如自然周期或微刺激周期患者可能会于注射夜针当日或次日复查雌激素等相关指标，辅助预判卵子是否有早排趋势，从而帮助其合理安排取卵时间。

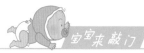

（7）注射夜针后不可随意用药，也不可随意停药。注射夜针后使用其他药物前应咨询医生，判断是否影响治疗；不可随意停药是指如某些患者有慢性疾病（如常见的甲状腺功能减退、高血压、糖尿病、贫血等），相关治疗药物不可因夜针而贸然停药，否则原发病控制不好同样会影响移植结果。

（8）注射夜针当日，拮抗剂方案的患者一般均需要继续注射拮抗剂，距前次注射拮抗剂间隔大约 24 小时即可，前后相差 1～2 小时不影响效果。

（9）注射夜针后，若取卵当日男方因突发疾病或意外状况等原因无法来院签字及取精，建议女方正常取卵，将卵子冷冻，待男方身体及时间允许后再行卵子解冻、受精与移植。如果不取卵，首先经济损失较大，促排卵过程中的花费都付诸东流；另外，不取卵卵巢过大、雌激素水平居高不下，更容易导致卵巢过度刺激甚至卵巢扭转等，无论对患者的身体还是心理都会产生不良影响。

希望这些知识能够消除大家的一些疑虑，以更加轻松的心情迎接取卵的那一刻。

（王　涛　马　嫣）

 取卵的过程是什么样的？

在试管助孕治疗的过程中，经历了"术前检查、促排卵、打夜针"后，很快就要面临取卵的环节（图 2-8），很多患者在取卵前会非常紧张、焦虑，

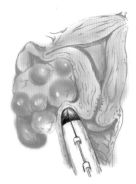

图 2-8 取卵

不知道取卵前要准备什么？取卵过程是怎样的？取卵到底疼不疼？取卵后要注意些什么？

取卵操作一般是在阴道超声引导下进行，可以全麻，但也有一部分患者因为自身原因不能选择全麻取卵。不过也不要紧张，对于这部分患者，医生会在注射夜针当天发放局麻药品，在手术当日手术前放入肛门即可。取卵手术创伤小、简便、安全、快速，整个取卵过程一般不超过 20 分钟，局麻患者会有轻微的疼痛感，大部分患者会在不经意间就已完成取卵。

取卵术的过程：①消毒冲洗阴道，无菌手术准备。②取卵医生准备 B 超探头、穿刺架。③手术护士准备取卵针、负压吸引管。④取卵医生在 B 超引导下，操控取卵针，由阴道后穹隆直达卵巢表面，由近及远依次抽吸卵泡里的所有卵泡液，含有卵子的卵泡液顺着穿刺针进入试管内。⑤将装有卵泡液的试管，由手术护士迅速且平稳地传递到实验室。⑥捡卵人员在显微镜下捡出卵子，并移入培养皿中，置于培养箱中等待下一步授精操作。

取卵术后，患者在休息室休息 30 分钟，即可起身活动、进食，术后2 小时复查 B 超，无盆腔活动性出血、没有明显的阴道出血或不适症状就可以离开医院了。

取卵后，患者需避免剧烈运动，禁止同房，以避免卵巢扭转；可以淋浴，不可盆浴或坐浴；可以正常饮食。卵泡多的患者，宜进食粗纤维或易消化的食物，以及蛋白质含量高的食物（如鱼、虾、瘦肉、鸡蛋等），少食多餐，多喝利尿之品（如西瓜汁、冬瓜汤等），如有不适症状及时就诊。

（吴满利　王　敏）

常规 IVF 的精子、卵子在实验室经历了怎样的"旅程"？

相信很多患者对试管婴儿实验室很好奇，下面我们就来给大家简单介绍一下，第一代试管婴儿技术中精子和卵子在 IVF 实验室里经历了什么。

·**取卵**：注射夜针后36 小时，临床、护理和实验室人员共同配合，将卵子采集放在装有特定培养液的培养皿中，然后放置在 CO_2 培养箱培养（图2-9）。

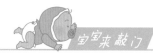

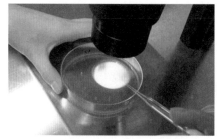

图 2-9　显微镜下将卵子从卵泡液中采集并转移到培养箱中培养

• **处理精液**：男方核对证件后在取精室留取精液，精液留好后，实验室人员再次核对证件、收取精液标本，待精液完全液化后，用特定的方法处理，去除"年老体弱、跑不动"的精子及白细胞等，获取活力好的优质精子（图2-10）。

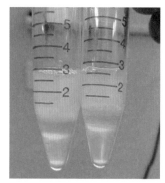

图 2-10　通过密度梯度离心方法处理后留下活力好的优质精子（最下层的沉淀）

• **受精**：夜针注射后 39～40 小时，精子、卵子要见面了，此时把一定数量的卵子和精子放在培养皿中，放置于 CO_2 培养箱中培养，让精子、卵子自由结合，完成受精（图2-11）。

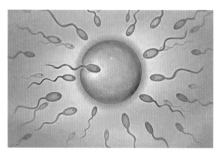

图 2-11　常规 IVF 受精

·**"拆蛋"并观察受精情况**：正常情况下，卵子周围有一层很厚的保护"壳"，即颗粒细胞，就像鸡蛋的外壳。为方便在显微镜下观察到卵子的受精情况，实验室人员必须将它剥掉才行。受精后5～6小时，实验室人员在显微镜下用细细的脱颗粒针将裹在卵子周围的"壳"剥掉，这时我们就能在显微镜下初步判断受精情况了。

如果发现受精失败（即精子和卵子没有结合），就要做补救措施。实验室人员会用一根细针将一个精子注射到一个卵子里，帮助它们结合（也就是卵细胞浆内单精子注射，即第二代试管婴儿技术）。时间通常为取卵当天的下午。

·**原核评分**：取卵后第1天早上（即受精后16～18小时），再次观察受精情况，并进行原核评分。精子与卵子结合后观察到2个原核定义为正常受精（2PN）（图2-12）。

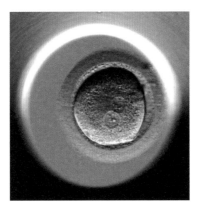

图2-12　正常受精

·**胚胎移植、培养囊胚、冷冻**：精卵结合形成受精卵后经过体外培养继续发育，理论上来讲，第2天形成4细胞胚胎，第3天形成8细胞胚胎，第5天形成囊胚期胚胎（即囊胚）。但并不总是如此，故而第3天时需观察胚胎发育情况并进行胚胎评分，根据胚胎评级，决定胚胎去向——移植、废弃、冷冻还是囊胚培养。

如果胚胎级别太差，则需废弃；如胚胎级别良好，则根据患者具体情况可选择进行胚胎移植（取卵术后第3天）或进行囊胚培养行囊胚移植（取卵术后第5天）；对于不适合新鲜周期移植者可选择冷冻胚胎或囊胚。

到此，常规 IVF 的精子、卵子在实验室的"旅程"就结束了。

（赵小利　施文浩）

为什么大卵泡很多，最后取到的卵子却不一定很多呢？

经常有患者问："医生，我预计获卵有很多个，怎么实际获得的卵子只有几个呢？"

为什么卵泡存在，却有可能取不到卵子呢？原因如下。

・**真性空卵泡综合征**：与卵巢功能障碍、基因表达异常等相关。有部分患者的卵泡反复冲洗也无法获得卵子。

・**假性空卵泡综合征**：指由于人为因素或药效不足导致人绒毛膜促性腺激素（HCG）偏低，无法诱导卵泡成熟，从而未能获得卵子。研究显示，此综合征的发生率仅为 1%，复发风险为 31%。

・**卵泡的成熟度异常**：卵泡过熟容易自然破裂，卵子逸失；卵泡未成熟，卵子不易脱落，也不易取到卵子。

・**其他**：如卵巢位置远、卵巢周围粘连、不易穿刺或者进针阻力大等都有可能使获卵数下降。

（刘晓娟　赵正豪）

为什么取了很多卵子，而配成的胚胎却没有那么多？

想成为一枚可用的胚胎，卵子和精子首先需要结合形成受精卵，这是胚胎宝宝能够正常分裂、健康成长的前提。

正常的受精卵一般有两个清晰的原核（2PN），这是正常受精的标志。其他情况，如没有原核产生、只有 1 个原核（1PN）或 ≥ 3 个原核（3PN、4PN 等），统统都是异常受精，这些异常的受精卵是不能进行移植的（图 2-13）。也就是说，并不是所有的卵子都能正常受精，只有正常受精的卵子才能进一步分裂发育。

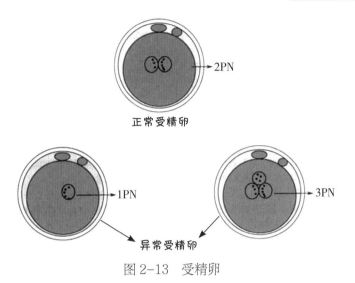

图 2-13 受精卵

正常受精卵放置在营养丰富、温度适宜的胚胎培养液中，在实验室人员的悉心呵护下，经过发育卵裂，会形成卵裂期的胚胎，也就是取卵后第 3 天的胚胎。根据胚胎整体的外观、细胞数量、碎片比例、对称性等进行综合评级，1～3 级胚胎为可用胚胎，4 级及以上则是废弃胚胎。故而只有正常发育，达到一定评分标准的胚胎才可以移植。

看到这里您应该明白，从卵子到受精卵需要经历重重的"考验"，故而不是所有的卵子最终都能形成可移植胚胎的，每一个走到最后的胚胎宝宝都是非常幸运和难得的。

（孟　鹏）

 卵子质量与什么有关系？

卵子质量与胚胎形成直接相关，卵子质量差，胚胎无法形成的概率就会明显增加。下面就来聊聊卵子质量的那些事儿。

从结构上看，成熟卵泡内排出的卵母细胞直径约 110 μm，它被许多颗粒细胞包围，这些颗粒细胞呈放射状排列在卵细胞的最外层，故又称放射冠，其向内依次为透明带、卵细胞质和细胞核。

（1）成熟卵子正常受精才能形成胚胎，但并不是所有取出的卵子都是成熟卵子。成熟卵子的标志是第一极体在卵周隙释放，卵子进入MII期。而卵子处于GV期、MI期均为不成熟卵。

（2）并不是所有取出的卵子都有正常形态，有些质量差的卵子往往伴有形态学异常，如卵周间隙宽大，有大量内容物；细胞质颗粒不均匀，颗粒粗大；胞质呈团块状，有滑面内质网，颜色深；极体大；双透明带，透明带呈毛玻璃状，排不出极体无法成熟等。

单纯针对卵子形态学的表现来判断卵子质量有一定的局限性，即使非常完美的卵子也可能存在发育潜能低下的情况，而有些"颜值不高"的卵子也可能发育成正常的胚胎。但不可否认的是，卵子形态异常与卵子质量差仍然高度相关。

（薛　侠　陈文楠）

卵子质量差的原因是什么？该怎么办？

卵子质量对于试管助孕的成功十分重要，卵子的质量直接影响到胚胎的质量及后续的妊娠结局。卵子质量差可能会导致受精失败、胚胎发育不良、胚胎染色体异常、胚胎种植失败、流产等不良结局。

1.影响卵子质量的因素

·**年龄**：女性随着年龄增长，卵巢内卵泡数量在不断减少，同时卵子的质量也随之下降，表现为卵子内线粒体数量及功能异常，纺锤丝的形成和染色体排列发生错误，非整倍体增加及表观遗传学改变，尤其是线粒体作为卵子成熟、受精及胚胎发育过程的供能细胞器，其数量和功能的改变直接影响胚胎的质量。

·**生活方式**：卵子的数量和发育依赖于卵泡的微环境，女性的生活方式会改变这一微环境。当女性处于营养不良、营养过剩或不良作息等状态时，就会对卵子及生殖功能产生潜在的不良影响。如肥胖会使女性对促排卵药物不敏感，易出现卵巢低反应和慢反应，受精率降低，胚胎质量下降；吸烟会严重影响卵子质量，加速卵泡损耗，减少卵巢储备，影响卵巢功能。

·**环境因素：**汽车尾气、电离辐射等可能导致女性卵子发生染色体畸变从而影响卵子质量。

·**疾病因素：**子宫内膜异位症患者可能存在卵泡发育异常，容易发生胚胎发育阻滞、囊胚形成率低；多囊卵巢综合征患者卵子成熟度降低，异常形态卵子增加，受精率和优质胚胎率下降。

2. 提高卵子质量的方法

·**改善生活方式，避免不利环境因素影响：**要想卵子质量好，就需要保持良好的生活习惯。均衡饮食，可以吃一些海产品、动物肝脏、牛肉及豆类，多吃竹笋、胡萝卜、洋葱、燕麦、菠菜、卷心菜等，多喝水，多吃水果；进行适宜、合理的运动，增强体质；远离不良的生活环境，平时生活规律，按时作息，避免过度劳累，调整好情绪，戒烟戒酒，避免暴饮暴食。对于肥胖女性，减轻体重是提高卵子质量及妊娠成功率重要的方式之一。

·**辅助用药：**对于卵巢功能减退者，改善卵巢功能并无灵丹妙药，但有一些药物可能有一定的辅助功能。①辅酶 Q10 最主要的作用是抗氧化。有研究表明，随年龄而增加的氧自由基可导致卵子质量下降，高龄妇女卵子中功能完整的线粒体减少，补充辅酶 Q10 可能提高卵子的质量，改善妊娠结局。②左旋肉碱（LC）作为抗氧化剂，能增加线粒体的能量供应。补充左旋肉碱或可促进卵子的体外成熟和胚胎的发育，有利于改善辅助生殖的结局。③脱氢表雄酮（DHEA）在体内可转化为活性较高的雄激素。研究证实，对高龄及卵巢功能减退患者，DHEA 或可增加卵泡的数量，提高卵巢反应性，改善卵子及胚胎质量，提高临床妊娠率。④文献报道，IVF 促排卵中卵巢功能减退及卵巢低反应患者辅助使用生长激素，可提高线粒体数量和活性，从而改善卵子质量，提高妊娠率和活产率。⑤对于卵子质量差的不孕女性，也可用中药、针灸调理，以改善卵子质量、提高妊娠率。

总之，抓住最佳生育年龄是关键，均衡饮食、保持良好的生活方式和适宜的体重、避免不利的生活环境都可能有利于提高和改善卵子质量。但对于卵巢功能减退的不孕女性，不要病急乱投医，盲目用药，应及时借助辅助生殖手段尽快妊娠。

（赵正豪）

 常规 IVF 受精失败，早期补救 ICSI "来帮忙" 可以吗？

IVF 是精子和卵子在体外自然结合形成受精卵的技术。IVF 的优点在于简单安全，对配子的人为干预较少，但是有 10% 左右的患者会发生完全不受精或低受精率（受精率 <30%），那么怎样来改善受精情况，尽量降低患者的损失呢？那就要使用早期补救 ICSI（卵胞浆内单精子注射）技术，即使用显微操作技术将一个精子直接注射到卵母细胞内形成受精卵的技术。

1. 常规 IVF 受精失败的原因

常规 IVF 受精失败主要与精卵结合障碍、精子质量差、卵子质量差有关。目前，还没有有效的方法能在助孕前准确预知受精障碍。对于精卵结合障碍，通过补救 ICSI 可以有效解决因受精失败原因引起的周期取消。

2. 早期补救 ICSI 的定义

早期补救 ICSI 是指在完成常规受精约 6 小时后，剥离卵子表面颗粒细胞，镜下观察卵子的受精情况，对不受精的卵子进行的补救性的 ICSI 操作。早期补救 ICSI 能提高卵子利用率，改善患者的临床结局，降低周期取消率，获得更好的结局，从而减少患者的精神压力和经济负担。

3. 早期补救 ICSI 的结局

进行了补救是不是就代表卵子一定会完成受精，成功逆袭呢？这并不是绝对的。补救 ICSI 后仍有可能会出现精子进去了，但没有发生钙离子震荡、精子没有解聚、原核没有形成等问题，导致受精失败。

4. 早期补救 ICSI 的实际效果

西北妇女儿童医院生殖中心 2016 年 1 月至 11 月份补救 ICSI 后的正常受精率是 65.61%，做补救 ICSI 的患者移植后的临床妊娠率为 62.99%。目前已经有大量的文献研究显示，早期补救 ICSI 能获得与 IVF 相当的受精率、优质胚胎率、胚胎种植率、临床妊娠率。

5. 临床结局与子代风险

ICSI 技术已应用多年，大量文献报道，与常规 IVF 相比，新生儿的各项出生结局，包括低出生体重占比、早产儿占比、出生缺陷率和出生性别占比的差异无统计学意义。

（李　伟　董晓慧）

 第二代试管婴儿技术会出现受精失败吗？为什么？

第二代试管婴儿技术，即 ICSI 技术。ICSI 技术大大提高了试管周期中的卵子受精率，给更多不孕症患者提供了希望。

但是，ICSI 技术完全能够避免受精失败发生吗？研究发现，首次 ICSI 周期中存在 1.3% ～ 3% 的受精失败率，而且首次不受精患者再次 ICSI 仍有约两成的患者受精完全失败。这是为什么呢？

1. 卵子因素可能导致 ICSI 受精失败

（1）卵子形态异常、卵子成熟度不够以及卵子自身存在缺陷等均可能导致 ICSI 受精失败。

（2）卵子内空泡的大小与受精率呈明显相关。当卵子内空泡 > 14μm 时，极少受精。即使受精，也可能发生第一次卵裂受阻或异常分裂。

（3）卵子的细胞核和细胞质的成熟度可能影响 ICSI 受精率。经未成熟卵体外成熟培养技术成熟的卵子，ICSI 受精率及可用胚胎率明显低于成熟卵子。

（4）卵子自身的遗传缺陷可能影响受精率。受精失败的卵母细胞中参与减数分裂、细胞生长和凋亡的基因与正常受精的卵母细胞存在差异；卵子内 DNA 碎片率较高也可能会影响受精。

2. 精子因素也可以导致 ICSI 受精失败

一般选择形态相对正常的精子进行 ICSI 操作，但仍然不能避免 ICSI 精子存在微小畸形。精子尾部中心粒缺陷时，可能导致受精失败或者胚胎发育障碍。圆头精子、缺乏顶体后鞘和核周鞘的畸形精子可导致卵子激活失败，从而致使受精失败。

3. 激活因素导致的 ICSI 受精失败

卵子激活失败：是导致 ICSI 受精失败的重要因素，即受精时没有发生钙离子振荡。通常可采用离子载体、注射钙离子或离子霉素等方法诱发卵母细胞内钙离子的震荡，从而辅助激活卵母细胞，以提高受精率。

精子激活障碍：精子头部去浓缩失败和鱼精蛋白缺陷都可以导致精子激活障碍，从而引起受精失败。

因此，ICSI 的授精方式并不能保证 100% 受精，其受精与否还取决于卵子质量、精子质量和胚胎实验室的技术水平。

（李　波）

您移植的胚胎或囊胚质量好吗？

您在胚胎移植当天是否对自己的胚胎分级感到困惑？您是不是不太理解"1/8""3/6"以及"4BB""4BC"等符号代表什么意思？您是不是想问："我的胚胎好不好？是胚胎好还是囊胚更好？移植一枚好还是两枚好？"带着这些疑问，我们先来了解下胚胎是怎么分级的。

取卵当天我们定为第 0 天（D0：体外受精日），通常胚胎的移植或冷冻发生在第 3 天（D3：胚胎期）或第 5 天（D5：囊胚期）。

1. 第 3 天（D3）胚胎的评级

目前，国内外普遍采用形态学评分法对胚胎进行评分。通过记录胚胎的细胞数，胚胎细胞球的均匀程度，胚胎碎片，以及胚胎是否有小空泡、多核等指标对胚胎进行分级。胚胎分为 4 级：1 级最好，4 级最差；1 级和 2 级称为优质胚胎，1 级、2 级、3 级为可用胚胎，4 级为不可用胚胎（见表 2-2）。

表 2-2　胚胎分级标准

D3 评级	评价	细胞数	不均数	碎片量	多核、空泡
1		8～10	0	≤ 10%	无多核、无空泡
2	可用胚胎	>10、6 或 7	≤ 1	≤ 15%	无多核、无空泡
3		4 或 5	≤ 2	≤ 20%	无多核、无空泡或较少
4	不可用胚胎	2 或 3	≥ 3	> 20% 或 F	有多核、大量空泡

2. 第 5 天（D5）囊胚的评级

胚胎继续发育形成囊胚，囊胚有个扩张的腔体，称为囊胚腔，内部可见

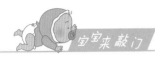
一团紧密的细胞，称为内细胞团，将来会发育成胎儿。囊胚表面铺满的大量细胞，称为滋养层细胞，将来会发育成胎盘。囊胚的分级就根据囊胚腔、内细胞团、滋养层细胞来判定。

·**囊胚腔分级**：根据囊胚腔的大小和是否孵化，将囊胚的发育分为6个级别（表2-3）。

表2-3　囊胚发育的评级（据囊胚扩张程度）

评级	囊胚扩张程度
1级	囊胚小于胚胎体积的 1/2
2级	囊胚超过胚胎体积的 1/2
3级	囊胚充满整个胚胎
4级	囊胚扩张，直径大于最初的胚胎直径，透明带变薄
5级	滋养层正从透明带中孵出，未脱离透明带
6级	囊胚完全脱离透明带

·**内细胞团和滋养层细胞的分级**：根据细胞数量和紧密程度，将囊胚的发育分为 A、B、C 三个级别（表2-4）。

表2-4　囊胚发育的分级（据内细胞团和滋养外胚层）

评级	内细胞团	滋养外胚层
A	包裹紧密，很多细胞	很多细胞形成连续的上皮
B	细胞较分散，仅少数细胞	较少的细胞形成疏松的上皮
C	很少细胞	仅很少几个大细胞

根据以上的囊胚分级，我们通过三个字符就能大致知道囊胚的形态。例如，记录级别为"4AA"的囊胚（4代表囊胚腔扩张程度，两个A分别代表

内细胞团和滋养外胚层级别），表示囊胚腔已扩张，透明带变薄，内细胞团明显，滋养外胚层细胞紧密量多，是非常棒的囊胚。

有些胚胎发育慢，到第6天（D6）甚至第7天（D7）才发育成囊胚。因此，除了这3个数字以外，囊胚的天数也是判断其发育潜能的重要指标。通常来说，D5的囊胚最好，D6次之，D7的囊胚几乎很难妊娠。因此，最理想的囊胚是第5天形成的4AA，4AA和4BB称为优质囊胚，4BC和4CB次之，4CC属于可用。

尽管胚胎和囊胚的评级越好，平均成功率越高，但移植的当天，"知情同意书"中建议移植的胚胎或囊胚都具有发育成宝宝的潜能，不管什么级别的胚胎或囊胚，只要属于可用胚胎，我们都要对"它"充满信心！

（任文娟）

 ## 移植胚胎与囊胚，哪个成功率会更高？

经常会有患者问："胚胎移植和囊胚移植哪个好？哪个成功率更高一些？要不要养囊胚，风险有多大？"其实，这不是简单地肯定与否定的问题，还需要具体情况具体分析。

一般来说，质量好的胚胎最终才能形成囊胚，质量差的胚胎形成囊胚的概率低，也就是说继续培养2天，对胚胎是一个优胜劣汰的选择过程，所以对同一个胚胎而言，囊胚更能体现它的生长潜质。基于这一点，对同一个患者而言，目前囊胚移植成功率比胚胎更高。

我们是否可以因此给出答案，移植囊胚比胚胎好？

当然不是！囊胚培养是基于一定条件下进行的，目前并非所有患者都可以进行囊胚培养，有些患者获卵少，胚胎也少，囊胚培养风险较高，有可能出现培养失败无可移植胚胎的可能，这种情况下，我们仍然建议进行胚胎移植。当然，对于任何一个患者而言，囊胚培养都有可能面临培养失败的风险，不过一旦培养成功，妊娠率也会相对提高。

还有些特殊的情况，比如，同一患者，第3天形成8个胚胎，先挑选了

2个最好级别的冷冻保存，其余4个继续培养，这4个最终形成了囊胚，那么对于这个患者，就不能简单地说囊胚比胚胎更好，为什么呢？因为先冻的2个胚胎是第3天同一批"队伍"里最优秀的，如果它们当时继续培养，完全有可能形成更优秀的囊胚，所以冷冻移植时，我们仍然会优先选择这2个胚胎进行移植。

故而，移植胚胎还是囊胚，需要根据患者具体情况而定；胚胎与囊胚哪个妊娠率更高，也要具体情况具体分析。

（王　涛）

我的囊胚妊娠率高吗？

随着体外培养技术的快速发展和日趋完善，与胚胎移植相比，囊胚培养和移植可以选择发育潜能更好的胚胎，提高单次移植的种植率和活产率，已经逐渐成为国内外各个生殖中心的主要选择。

在平时的工作中，经常会有患者问道："我的囊胚级别怎么样？这种级别的囊胚移植的成功率高吗？"现在，结合西北妇女儿童医院生殖中心2018年1月至2020年11月的数据，来为您答疑解惑。

图2-14为西北妇女儿童医院生殖中心新鲜周期各个级别单囊胚移植后的临床妊娠率。从图中可以看到，从左到右随着囊胚级别逐步下降，妊娠率整体呈下降趋势。早在2000年就有报道，囊胚级别高会有更高的妊娠率和种植率。文献也显示，对于整倍体囊胚，优质囊胚有更高的妊娠率。但同样我们也可以从图中看到，即使是3CC的囊胚也仍然有42.42%的临床妊娠率。

其实，从精子和卵子结合到发育为囊胚，需要经历各种"考验"，只要形成囊胚就会有种植的希望，所以，大家一定不要轻言放弃。

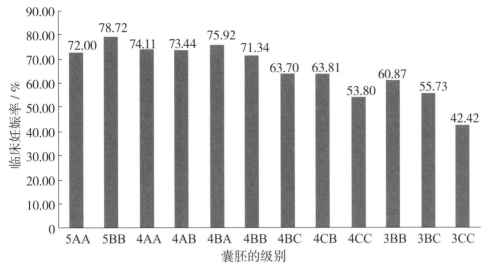

图 2-14　不同级别单囊胚移植后的临床妊娠率

（李　伟）

 为什么要选择养囊胚后单囊胚移植？

"您好！建议您把全部胚胎进行囊胚培养。"如果在取卵术后第 3 天听到谈话医生这样跟您说，首先恭喜您！说明您的胚胎质量和数量都挺好的。在很多生殖中心，一般有两个及以上优质胚胎时，医生会建议把全部胚胎进行囊胚培养。既然胚胎质量和数量都挺好的，为什么还要建议培养囊胚呢？

（1）相比于胚胎移植，囊胚有更高的种植潜能，在生理上的同步性更好。很多文献也报道了囊胚移植有更高的活产率。图 2-15 显示的是西北妇女儿童医院生殖中心 2018 年 1 月至 2020 年 11 月新鲜周期胚胎移植和囊胚移植的临床妊娠率，其中胚胎移植 6294 周期，临床妊娠率为51.72%，囊胚移植 8052 周期，临床妊娠率为 67.34%，囊胚移植的临床妊娠率高于胚胎移植。

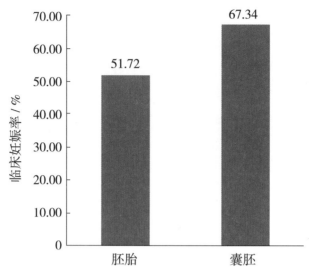

图 2-15　新鲜周期胚胎移植和囊胚移植的临床妊娠率

（2）囊胚培养后行单囊胚移植可以在保证妊娠率的基础上，显著降低多胎妊娠率。选择试管助孕的最终目的是生出一个健康的宝宝。因为胚胎妊娠率相对较低，为了保证一定的妊娠率，国内很多生殖中心通常移植不止1 枚胚胎。但这也会使多胎妊娠率显著升高，导致母婴并发症显著增加。有文献报道，IVF 后双胎的死亡率几乎是单胎的 2 倍；双胎分娩新生儿脑瘫的发生风险为 1.5%，三胎的发生风险为 8%。2016 年世界卫生组织的调查发现，双胎妊娠围产期妇女多器官衰竭、妊娠高血压疾病、孕产妇死亡发生率分别是单胎妊娠的 2.14、3.19、3.97 倍。

图 2-16 显示了 2018 年 1 月至 2020 年 11 月西北妇女儿童医院生殖中心单囊胚移植和双囊胚移植的临床妊娠率分别为 68.09% 和 62.65%。从图中可以看出，双囊胚的妊娠率更低，不排除可能是因为行双囊胚移植的患者基础条件不好或者囊胚级别差导致，但至少从数据来看，单囊胚的妊娠率并没有下降。

图 2-17 显示了单囊胚移植和双囊胚移植的多胎妊娠发生率分别为0.40%、43.53%。由此看来，单囊胚的多胎妊娠发生率明显下降，单囊胚移植可以在保证妊娠率的基础上显著降低多胎发生率。

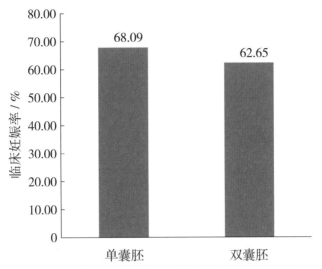

图 2-16　单囊胚移植和双囊胚移植的临床妊娠率

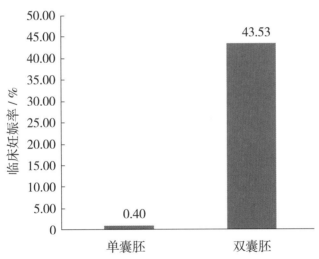

图 2-17　单囊胚移植和双囊胚移植的多胎妊娠发生率

当然，患者是否适合将全部胚胎进行囊胚培养，是由临床医生和实验室人员根据患者胚胎的数量、质量，结合其年龄、孕产史、既往 IVF 情况等多方条件给出的专业建议，不可一概而论。

（李　伟）

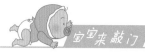

 4级胚胎要不要试培养?

什么是试培养?简单地说,试培养就是把第3天形态学评分没有达到可用标准的4级胚胎用来进行囊胚培养,如果形成了囊胚就用来进行移植或者冷冻,没有形成则废弃。

一般情况下,4级胚胎很难形成囊胚,但不排除仍有极少数潜能较好的4级胚胎在第5天或者第6天可以形成囊胚。

西北妇女儿童医院生殖中心2019年受精周期无可移植胚胎占比为5.02%,试培养形成囊胚并移植患者共19人,其中11人临床妊娠,妊娠率为57.89%。11人中移植4CC及以下级别共8人。由此可见,试培养形成的囊胚用来进行移植的结局还是相对比较乐观的。

故而对于多周期反复胚胎质量差的患者,试培养可能是一个机会,只要形成囊胚就会有种植的希望,所以,不要轻言放弃。

（赵小利）

 低质量囊胚是否值得移植?

1. 低质量囊胚的定义

低质量囊胚是指在囊胚培养过程中,依据囊胚细胞数、扩张程度等对胚胎进行形态学上的分级,一般分为A、B、C级,当胚胎评分中出现C级时即视为低质量囊胚。

从图2-18可以看到,低质量囊胚的内细胞团基本见不到细胞,滋养外胚层也极少见到细胞,透明带内包含大量未融合的细胞以及细胞碎片。

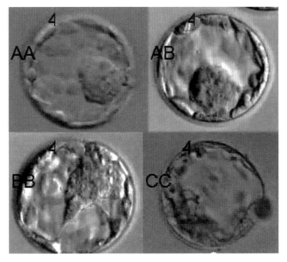

图 2-18　囊胚的分级

2. 低质量囊胚移植的意义

低质量囊胚有没有移植的意义？当然有意义，在高龄患者中有一半，甚至一半以上的患者是通过移植质量不那么理想的胚胎或囊胚而获得健康活产儿的。

3. 冻存低质量囊胚的必要性

当我有高质量囊胚的时候，移植过后还有没有必要冻存低质量囊胚？对于只有 3 枚以下优质囊胚的患者，低质量囊胚的冻存也非常有意义，有相当一部分这类患者最终是通过移植质量欠佳的囊胚而获得活产儿的。

4. 低质量囊胚的妊娠率

研究表明，低质量囊胚的妊娠率明显低于优质囊胚。这个时候，可以考虑适当增加移植囊胚的数量，从而获得相对比较理想的成功率。

5. 低质量囊胚的流产率

低质量囊胚妊娠后流产风险增加，部分文献显示流产率可高达 35%。但是换言之，移植后只要成功了，就有超过 60% 的机会获得健康新生儿。

6. 处理低质量囊胚的方式

各个国家对于低质量囊胚的处理方式不尽相同。意大利的法律规定，除非胚胎退化或者停止发育，否则患者的所有胚胎必须移植或者冻存。我国的做法则是结合医生建议，充分尊重患者的意见。

（贾苗苗）

第三节　胚胎移植－验孕篇

 为什么建议移植 1 枚胚胎或囊胚？

有些不孕患者经常想要花最少的钱，尽快怀孕，缩短看病时间，最好一次生两个，一次解决妊娠问题。至于别的问题往往不考虑，个别人甚至不管自身条件如何，盲目要求移植 2 枚胚胎或囊胚。

其实，试管婴儿双胎率高由来已久，这要从体外受精－胚胎移植技术开始说起。1978 年，英国的两位科学家历经 102 次移植，才诞生了全球第一例试管婴儿，这个技术发展初期妊娠率低，所以医生一般会移植 2 枚或 3 枚，甚至有移植 4 枚或 5 枚胚胎的情况。后来，随着促排卵和胚胎培养技术的提高，胚胎移植后种植率上升，但移植胚胎数的习惯没有及时调整，导致医源性双胎率飙升。一些国家如澳大利亚、新西兰及日本，已经严格限制了移植胚胎数，其双胎率仅为 3.6% 和 4%（2017 年）。英国和美国双胎率分别为 8%、12.6%（2018 年）。而我们国家报道的数据显示，IVF、ICSI 及冻融移植的双胎率分别为 27.9%、27.2% 和 24.2%（2016 年）。

双胎的短期和长期问题往往只有产科、儿科及双胎家庭深有体会。双胎妊娠的孕期并发症如妊娠期糖尿病、妊娠期高血压（包括先兆子痫）、产后出血、胎盘早剥、前置胎盘等发生率高于单胎妊娠，中晚期流产率、剖宫产率显著升高。双胎对孩子的影响较大，双胎的平均体重往往低于单胎，早产或极早产、低体重儿、婴儿围产期死亡率、婴儿住院治疗率和进入新生儿重症监护室的概率也高于单胎妊娠。

减少移植胚胎数，我们希望每个孩子，包括试管宝宝，都拥有最完美的开始。

作为生殖中心的医生，我们有责任广泛宣传，告知双胎的风险，如无必要，一次尽量移植 1 枚胚胎或囊胚，达到健康、单胎、活产的目的，保证母亲和孩子的安全。

（师娟子）

 移植后，胚胎会不会掉出来？要不要一直躺着？

"医生，我的胚胎会不会掉出来呀？"

"移植后刚 20 分钟，我小便了，胚胎会不会一起流出来呀？"

"上厕所时，使劲了，胚胎会不会排出来了？"

"移植后我要不要一直躺着？"

……

胚胎移植时，医生会用一根很细的胚胎移植管，通过宫颈将胚胎稳稳地放置在距离子宫底部 1 ～ 1.5 cm 的位置。移植术后的 3 ～ 7 天，胚胎会在宫腔内找到适合自己种植的"土壤"完成着床。

一般情况下，女性的子宫位置大多呈前倾或后屈，宫腔的前、后壁是自然贴合的，移植术后包裹着胚胎的移植液滴留在宫腔，之后胚胎移植管抽离出来，前、后壁又再次自然闭合。胚胎微小，通过肉眼是无法看到的，无论您是站立、行走或是平躺，都无法改变胚胎的游走路线。且尿道和阴道是两个完全不同的通道，小便时尿液由尿道流出，是不会影响到胚胎的。因此，完全不用担心移植后胚胎会掉出来。

多项研究均显示，移植后卧床休息并不能改善 IVF 妊娠结局。因此，国内外生殖领域有一个共识，试管婴儿移植后可以正常行走，只要不剧烈运动、过度劳累即可。2017年美国生殖医学会（ASRM）权威发布的《胚胎移植指南》中也指出：不推荐胚胎移植后卧床休息（证据等级A，即有充分的证据支持这一结论）。

此外，长时间卧床不仅不利于盆腔及下肢的血液循环，增加了下肢静脉血栓的风险；同时还会加重心理负担，影响神经内分泌的调节，反而会影响妊娠结局。

胚胎移植后宜放松心情、适当活动，以积极、健康的心态迎接新生命的到来！

（孙　婷　陈丽娟）

 ## 试管婴儿胚胎移植后的黄体支持您了解多少？

很多经历了"术前检查、建档案、促排卵、注射夜针、取卵、胚胎移植"这几步的患者，往往以为就直接怀孕了，剩下就什么也不用管了。其实不然，还有胚胎移植后的保胎——黄体支持环节，该环节同样重要。

1. 移植后的黄体支持治疗

提到黄体支持，很多人一定特别陌生，那么提到试管婴儿胚胎移植后的"保胎"，您一定耳熟能详。其实，所谓的保胎药，用专业术语来讲，就叫黄体支持。为什么在试管婴儿胚胎移植后一定要加黄体支持治疗呢？

（1）在试管婴儿促排卵过程中，为了防止卵子自行排出，需要使用促性腺激素释放激素激动剂或拮抗剂抑制垂体功能（降调节），从而造成促黄体生成素水平下降，黄体酮自然分泌的力量不足。

（2）颗粒细胞作为体内分泌黄体酮的细胞，包绕在卵子周围，在取卵过程中和卵子一起被吸出体外，导致体内自然产生的黄体酮减少。

（3）对于接受冻融胚胎移植的女性，由于在人工周期中没有卵泡生长和黄体形成，因此必须依赖外源补充的黄体酮来维持胚胎着床、发育所需的孕酮水平。

所以，试管助孕过程中必须要补充外源性黄体酮以提高血清和子宫局部孕酮的水平，弥补这些不足。很多文献也证明，试管婴儿术后加用黄体支持，临床妊娠率显著高于不加用黄体支持的患者。

2. 黄体酮的作用

黄体酮的作用：①提高子宫内膜容受性，有利于胚胎着床；②抑制子宫收缩，防止子宫将胚胎排出，起到保胎作用；③提高封闭因子水平，参与胚胎保护性免疫调节；④孕激素可通过提高母体血糖水平而增加胎儿胰岛素的分泌，从而促进胎儿生长。

3. 黄体酮的给药途径

黄体支持药物的核心是孕酮类药物，目前有 3 种给药途径：①黄体酮针剂肌内注射；②阴道栓剂放置阴道内；③口服黄体酮，常与黄体酮针剂或阴道栓剂联合使用（图 2-19）。

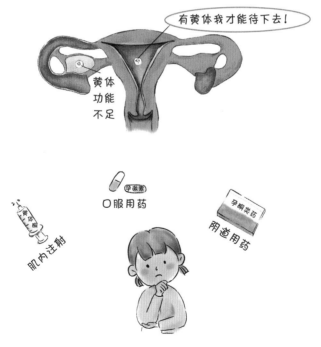

图 2-19　孕酮类药物的给药途径

阴道放置用药可以自行给药，方便舒适，容易耐受，减少来往医院次数，避免交叉感染。肌内注射药物价格略低，但是疼痛感强，长期注射后可能会出现注射部位局部硬结，严重者会出现脂膜炎、皮下脂肪坏死等并发症。这两种药的临床效果类似，因此多推荐应用阴道放置黄体酮结合口服黄体酮类药物联合使用。

4. 黄体酮的用药时间

黄体支持通常都有相对统一的用药时间。一般从取卵后即开始应用孕激素，2周后抽血检查人绒毛膜促性腺激素，若为阳性继续用药，移植后30天左右第一次B超检查确定宫内早孕并见到胎心搏动继续用药，孕8～10周B超检查确定胚胎发育正常后逐步减药直至停药。

（柏海燕　黄　佳　师　赟）

 胚胎移植后的一些问题，您知道吗?

1. 胚胎移植后的睡姿

移植后，胚胎会自己游走，并找到一个他认为最适合的地方着床，胚胎游走的过程不受睡姿影响，所以说怎么舒服怎么睡。宫外孕是输卵管有异常或者宫腔内膜异常不适合着床等综合因素导致的结果，与体位无关。

2. 胚胎移植后的饮食

胚胎移植后正常饮食即可。首先，不要突然改变饮食习惯，否则可能因为肠胃不适应，引起不适；其次，辛辣刺激的食物不建议吃，也不需要大养大补。您可以选择自己喜欢吃的并且健康、易消化的食物，禁吃易过敏的食物。有的患者认为应加强营养，大鱼大肉，其实不然，适量即可。另外，每餐不要过度饱食，饱胀感会导致睡眠欠佳、心情焦虑，可以少量多餐。

3. 胚胎移植后生病的应对策略

胚胎移植后感冒了、拉肚子了……怎么办？能吃药吗？不吃药硬扛吗？当然不是。不只是胚胎移植后，还有怀孕后，孕期 10 个月谁也不能保证不生病。如果您哪里不舒服，可以到医院正常就医，告诉医生您处在怀孕状态，避免使用不安全的药物即可。

（张芳莉）

 为什么有些人取完卵不能进行新鲜胚胎移植？

促排卵、取卵、胚胎形成、胚胎移植和黄体支持是试管助孕的五部曲，但往往会有一部分人在准备进行胚胎移植的时候发现自己被医生取消新鲜胚胎移植了，为什么？

· **卵巢过度刺激综合征**：易发生于多囊卵巢综合征、年轻、体型瘦小或卵巢功能好的患者，严重者可危及患者生命，此时就需取消新鲜胚胎移植，待患者身体恢复正常状态后择期移植。

· **第三代试管婴儿技术**：行第三代试管婴儿技术需筛选正常胚胎的患者，因检查胚胎遗传物质需要一定时间，故而需要取消新鲜胚胎移植。

· **孕酮高**：HCG 日孕酮的升高会影响子宫内膜的容受性，导致种植率下降，故取消新鲜胚胎移植。但是这种影响只是针对这一个周期的子宫内膜，并不影响下一个周期的子宫内膜。

· **输卵管积水**：因促排卵过程中激素水平的影响，会有部分输卵管积水患者的积水程度有所加重，并在监测排卵过程中被发现。若输卵管内积液与宫腔相通，则会反流入宫腔，对胚胎造成机械性冲刷，积水中的炎性介质对胚胎还有毒性作用，可能改变子宫内膜环境，从而降低胚胎着床的机会，故而需取消新鲜胚胎移植，结扎积水侧输卵管后再移植。

· **内膜异常**：宫腔积液、子宫内膜过薄、回声不均、息肉、黏膜下肌瘤、宫腔粘连等异常，会造成胚胎种植率下降，并增加流产率，建议取消新鲜胚胎移植，待内膜及宫腔形态恢复正常后再进行移植。

·**微刺激方案**：克罗米芬、来曲唑、安宫黄体酮等药物会降低子宫内膜容受性。采用微刺激方案服用克罗米芬或者安宫黄体酮促排卵的患者，同样不建议新鲜胚胎移植。

·**黄体期促排**：黄体期促排方案主要针对的是卵巢功能差或低反应患者，因此期的子宫内膜已经不是胚胎的"种植窗"时期，故需取消新鲜胚胎移植。

·**无可移植胚胎、攒胚胎**：对于卵子或精子质量差导致受精失败，或胚胎质量差无可移植胚胎者需取消本周期。对于卵巢功能差、胚胎质量差或过少、高龄患者等需攒胚胎者则取消本周期移植，待多次取卵攒够一定数量胚胎后再择期行冷冻胚胎移植。

·**子宫腺肌病、子宫内膜异位症**：并非所有的子宫腺肌病或子宫内膜异位症患者都需要取消新鲜胚胎移植，但症状严重和（或）伴有 CA125 异常升高者需取消新鲜胚胎移植。因其有可能导致子宫内膜容受性下降，且子宫腺肌病严重者流产率高，在进行达菲林、亮丙瑞林预处理改善子宫及盆腔情况后进行冷冻胚胎移植可在较大程度上提高妊娠率，故而建议取消新鲜胚胎移植。

·**其他**：急性感染、发热、腹泻、慢性病未控制、化验单异常、个人原因等临时情况不适合新鲜胚胎移植者，取消后待身体状况合适的情况下再择期行冷冻胚胎移植。

（王晓婉）

输卵管积水对试管助孕有怎样的影响？

行试管助孕的患者中，多数女性都存在输卵管病变的问题。在众多影响试管助孕成功率的原因中，输卵管积水是其中之一。

1. 输卵管积水形成的原因

在女性因素引起的不孕症中，输卵管因素占 25% ～ 35%，输卵管积水是其中之一，发生率为 10%～30%。输卵管积水大多是由输卵管炎症等引起的，当输卵管黏膜受到炎性浸润时，就会出现黏膜肿胀、间质水肿及充血，大量中性粒细胞浸润，引起输卵管管腔及伞端闭锁。若有炎性渗出物、脓液集聚于管腔内，则形成输卵管积脓。当管腔内的脓细胞被吸收后，最终成为水样液体，致管壁扩张和变薄，从而形成输卵管积水。

2. 确诊输卵管积水的方法

B 超可初步判断输卵管是否有积水，确诊需要做输卵管造影检查或 B 超引导下超声造影检查。

3. 输卵管积水对试管婴儿的影响

输卵管积水会导致试管助孕的妊娠率降低，流产风险增加。Meta 分析显示，与无输卵管积水的患者相比，输卵管积水患者移植的种植率和妊娠率下降了约 50%。这一现象除与输卵管积水对配子和胚胎的机械冲刷及毒性作用有关以外，也会导致子宫内膜容受性的改变。

4. 试管助孕前输卵管积水的处理

输卵管积水有轻重程度不同。在临床上，对于输卵管严重积水者，建议试管助孕前先进行输卵管积水的处理，对于轻者或不明显的积水应根据患者的具体情况决定。

5. 输卵管积水的处理方法

输卵管积水的处理仅仅只是结扎输卵管吗？当然不是了，要选择最适合患者的方法。常用的方法有腹腔镜下输卵管造口或切除术、输卵管近端结扎术或离断术。输卵管病变程度严重者应行输卵管切除或结扎；病变轻者可行保守性手术，如输卵管造口术、输卵管整形术。总之，不管选择哪种术式，均要求尽可能避免损伤输卵管系膜内血管，保护卵巢血供。

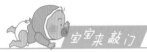
6. 切除输卵管的影响

手术切除积水的输卵管是否会影响卵巢功能及卵巢对超促排的反应性，存在争议。但手术本身很难避免不损伤周围的血管，尤其是盆腔粘连严重的患者。部分文献显示，行输卵管切除的患者，切除侧卵巢的储备功能存在下降风险。故而对于卵巢储备功能差的输卵管积水患者，一般建议先取卵，形成足够数量的胚胎冻存后再择期行输卵管切除。

7. 腹腔镜术后行试管助孕的时间

腹腔镜手术属于微创手术，术后恢复较快，一般术后第二个月就可以行试管助孕治疗了。

总而言之，输卵管积水对助孕结局是有影响的，需要积极处理。

（李　萍　陈丽娟）

冷冻胚胎移植靠谱吗？

试管助孕治疗的患者中，有些人是新鲜胚胎移植，有些人是冷冻胚胎移植。就有患者会问："胚胎冷冻会不会降低妊娠率？""胚胎解冻后会不会使胚胎死亡？""冷冻移植会不会影响孩子的健康？"下面就为大家来一一解答。

1. 胚胎冷冻的临床妊娠率

2018 年一项研究统计了 20687 名全胚冷冻患者进行冷冻胚胎移植的妊娠结局，结果显示患者的临床妊娠率为 58.62%，其中小于 31 岁患者的临床妊娠率为 66.24%，与新鲜胚胎移植妊娠率相似。由此可见，冷冻移植并不会降低试管助孕的成功率。

2. 胚胎解冻对胚胎的影响

经过反复多年的临床研究结果验证，冷冻胚胎解冻后的损害很小。目前西北妇女儿童医院生殖中心胚胎复苏率超过 95%，解冻后死亡的概率很低，因此大家不用过度担忧。

3. 冷冻胚胎移植对孩子健康的影响

从科学角度分析，冷冻胚胎在 −196 ℃的情况下，其代谢几乎完全处于静止状态，不会衰老，存储时间长短对其发育潜能及健康状况没有显著影响。原则上来讲，只要胚胎复苏成功，移植到女性子宫内，能够正常着床出生的"冷冻"宝宝与"未冷冻"的宝宝，没有明显区别。

（李明昭）

胚胎最长可以冷冻保存多少年？

胚胎冷冻保存技术是将新鲜周期未移植的胚胎冷冻保存的技术。这个技术使试管助孕形成的胚胎得到最大化利用的同时，也降低了不孕症患者试管助孕治疗的费用，增加了安全性。

1. 冻融胚胎移植对宝宝的影响

冻融胚胎移植技术应用于临床已有 30 余年。欧洲生殖医学和胚胎学会的统计数据显示，截止至 2011 年欧洲的冻融胚胎移植周期达到 139558 个周期，我国的冻融胚胎移植周期总数也在逐年增加，各个生殖中心的冻融胚胎移植比例波动于 20% ～ 60%。2016 年一项比较了 95911 例新鲜胚胎移植和 16521 例冷冻胚胎移植妊娠结局的研究发现，两组在早产及胎儿出生缺陷等方面均无明显差异。因此，冻融胚胎移植并不影响出生新生儿的情况。

2. 长时间冷冻保存对胚胎的影响

冷冻胚胎保存技术是将胚胎置于液氮（−196 ℃）中冷冻保存，这种低温环境中，胚胎的一切生命活动处于停滞阶段，因此，从理论上说胚胎在液氮中是可以永久保存的。目前大量回顾性的文献报道显示，长时间胚胎冷冻保存（6年）不影响胚胎的种植率、临床妊娠率及活产率。由于数据有限，对于更长的冷冻保存时间是否影响妊娠结局仍然需要探索。据报道，全世界冻融胚胎移植活产的冷冻胚胎保存时间最长为25年，我国冻融胚胎移植活产的冷冻胚胎保存时间最长为18年。

近年来，也有学者提出长时间的胚胎冷冻保存可能会影响基因的稳定性。基于以上考虑，我国2018年出台的《冷冻胚胎保存时限的中国专家共识》建议：冷冻胚胎的保存时间最好不要超过5年，最长保存时间最好限制在10年之内，对于一些特殊情况的患者（生育力保存）的胚胎或者配子可以酌情延长保存时间。

（潘　荣）

 ## 取卵后多长时间进行冷冻胚胎移植好？

冷冻胚胎移植作为试管助孕的不可或缺的重要组成部分，在生殖中心的占比在逐年升高。关于取卵后何时进行冷冻胚胎移植的相关研究较少，部分医生倾向于推迟冷冻胚胎移植时间以降低前次促排卵影响，如超过生理水平的雌激素和孕激素暴露对子宫内膜容受性的影响。但是，推迟冷冻胚胎移植同样也推迟了患者妊娠的时间，也会增加患者的焦虑情绪。

有澳大利亚的学者针对该问题进行了研究。研究者总共纳入4994个周期，将准备接受冷冻胚胎移植的患者分为两组：促排卵周期后25～35天进行冷冻胚胎移植和促排卵周期后50～70天进行冷冻胚胎移植。结果发现，间隔25～35天进行冷冻胚胎移植组的临床妊娠率为33.2%，而间隔50～70天组的临床妊娠率仅为26.8%；间隔时间短的一组活产率也明显增加，从21.5%增加到27.5%。

因此，促排卵周期后可以尽快进行冷冻胚胎移植，推迟冷冻胚胎移植时间并无临床益处。故而，取卵后第1次月经来潮后就可以做冷冻胚胎移植了，不用过分担心影响妊娠率。

（刘茜桐）

冷冻胚胎移植时内膜准备方案有哪些？

随着冷冻胚胎移植量的日益增加，冷冻胚胎移植时的内膜准备方案备受大家关注，目前常用的主要有3种：①自然周期主要适用于月经规律，排卵正常，且内膜无异常病变患者。②促排周期主要适用于月经不规律、排卵障碍者。③人工周期适用于月经不规律，排卵异常，或既往内膜病变等患者。④达菲林预处理后人工周期适用于子宫内膜异位症、多囊卵巢综合征、多次移植失败患者。

自然周期和促排周期内膜准备方案，需监测排卵，确定排卵时间后参考生理状态下胚胎着床时间以确定移植时间。这两种方案一般不需要使用或仅使用少量激素药物，相对更安全。

人工周期内膜准备方案，需要应用激素类药物促进内膜生长至一定标准后，使用药物转化内膜来模拟生理状态下胚胎着床时间以确定移植时间。

自然周期、促排周期及人工周期内膜准备方案常规均需要10～14天的时间进行内膜准备。相比前两种方案，人工周期内膜准备方案更加便捷、控制性较好、复诊次数较少，但需要额外使用雌激素等药物促进内膜增殖，增加了患者的花费。若有血栓或高凝倾向的患者也请提前告知医生，以降低医疗风险，选择最佳的个体化治疗方案。

达菲林预处理后人工周期内膜准备方案花费的时间相对长些，需要月经第2～5天注射亮丙瑞林或达菲林，1个月后再进行人工周期的内膜准备，总体时间需要1个半月左右的时间。

（文 雯 潘 丹）

 子宫内膜好，试管助孕就成功了一半吗？

胚胎种植于子宫内膜的过程类似于种子种植于土壤的过程。种子质量好、土壤肥沃、灌溉得当，庄稼就容易成活。故而说"子宫内膜好，试管助孕就成功了一半"并不夸张。

1. 子宫内膜容受性

子宫内膜容受性是内膜接纳胚胎的能力，容受性越好，胚胎种植成功的概率就越高。那什么是容受性好的子宫内膜呢？首先，子宫内膜厚度达标。其次，内膜下血流丰富。再者，体内激素水平和其他一些容受性相关分子的表达水平正常。

2. 胚胎移植前子宫内膜的厚度

我们知道，如同水泥地上撒薄薄一层土不利于种子发芽一样，薄型子宫内膜不利于胚胎着床。目前，国际上大部分研究都将薄型子宫内膜定义为扳机日或内膜转化日子宫内膜厚度 < 7 mm。根据现有资料，大部分研究都认为子宫内膜厚度 < 7 mm 者妊娠率低于子宫内膜厚度 ≥ 7 mm 者的妊娠率。

那么，子宫内膜越厚越有利于胚胎着床么？答案仍存在争议。

目前，部分研究支持子宫内膜厚度越厚，胚胎种植率越高。同时也有部分研究显示，当子宫内膜厚度大于 14 mm 时，胚胎移植结局不良。所以，不要一味追求子宫内膜越厚越好。

根据现有研究，子宫内膜厚度不可以作为独立预测胚胎移植结局的单一因素。简而言之，医生不能单凭子宫内膜厚度预言该次胚胎移植后患者能否怀孕。

3. 胚胎移植前子宫内膜的准备

子宫内膜 < 7 mm 怎么办？解决这个问题，首先要分析您的子宫内膜准备用的何种方法。移植前子宫内膜准备大概可分为以下 3 种情况。

（1）人工周期内膜准备解冻移植者，一般口服补佳乐准备内膜。若口服补佳乐两周后内膜仍在 7 mm 以下，医生可能会嘱咐您延长补佳乐使用时间，也有可能给您增加一些帮助内膜生长的其他药物，如加用阴道放置芬吗通、局部外用雌激素凝胶，此外，还可以口服阿司匹林改善内膜血流、阴道局部置入西地那非和（或）皮下注射生长激素等。

（2）自然周期及促排周期内膜准备解冻移植者，依靠其自身激素变化和排卵情况准备内膜。若在此周期内，排卵日内膜在 7 mm 以下，您可以考虑本周期放弃移植，下周期改用人工周期准备内膜。因为人工周期准备内膜时，医生可人为延长用药时间，增加内膜厚度，改善胚胎着床。

（3）新鲜周期移植者，取卵术后 3 或 5 天即进行胚胎（或囊胚）移植。若在此周期中扳机日内膜在 7 mm 以下，且既往月经周期内膜可达标，您亦可以考虑本周期放弃移植，下周期改用人工周期准备内膜。

4. 子宫内膜厚度反复不达标的应对措施

我们深知胚胎得来不易，每枚胚胎都凝聚了备孕者和医生的心血，大家都希望能在子宫内膜准备充分的情况下将胚胎移植入备孕者体内。但在临床工作中，我们常常会遇到内膜厚度反复不达标者。反复刮宫、反复宫腔操作、既往内膜结核史等是比较常见的薄型子宫内膜的病因，当然也有不明原因的薄型子宫内膜患者。如果多次因子宫内膜厚度 < 7 mm 取消移植，且在尝试各种促进子宫内膜增厚办法仍无效后，医生可能会建议您先尝试移植，因为薄型子宫内膜也有种植的可能性。

5. 影响子宫内膜容受性的因素

除厚度外，子宫内膜分型和子宫内膜下血流也能在一定程度反映子宫内膜容受性。

·**子宫内膜分型**：大家一定注意到了，在排卵监测单上，紧跟子宫内膜厚度的后面，医生一般会标记 A、B 或 C，这就是子宫内膜分型。有研究称，新鲜周期移植者注射夜针当天 B 超提示子宫内膜 C 型者妊娠率低于 A 型和 B 型。但同样，子宫内膜分型也无法作为胚胎移植结局的独立预测因素。换言之，医生不能仅根据超声下子宫内膜分型直接预测移植后妊娠结局。

·**子宫内膜下血流**：大家可以将子宫内膜下血流理解为土壤灌溉系统，灌溉越好，土壤滋养越充分，越有利于庄稼生长。但一方面由于子宫内膜血流并非完全均匀分布，所以单点检测子宫内膜下血流情况很难体现子宫内膜

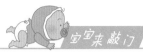

整体血流情况；另一方面，子宫内膜血流同样被认为不能作为预测胚胎移植结局的独立因素，所以，目前国内外大部分生殖中心未将子宫内膜下血流情况作为指导胚胎移植的首要指标。

（范丽娟）

　　每对试管助孕的夫妇都希望自己一次成功，但是，试管助孕的成功率并不是百分之百。那么，哪些因素会影响试管助孕的成功率呢（图2-20）？

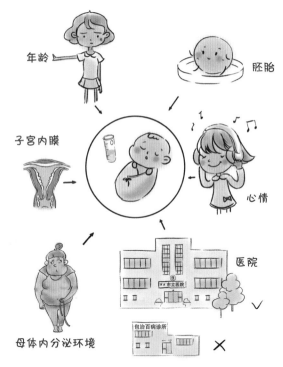

图 2-20　影响试管助孕成功的因素

　　·**年龄**：年龄是影响试管助孕成功率的主要因素之一。随着女性年龄的增长，卵巢储备功能会下降，卵子质量也会下降，妊娠率降低，流产率增加。因此，试管助孕要趁早。

· **子宫内膜好**：胚胎要成功着床，子宫内膜起关键作用。刮宫或宫腔手术史可致子宫内膜过薄或内膜粘连，部分患者还存在先天性子宫畸形，这些都不利于胚胎着床。

· **母体内分泌环境好**：女性如果过度肥胖、吸烟、酗酒、甲状腺功能异常或合并自身免疫性疾病等都会影响试管助孕的成功率。

· **胚胎质量好**：优质胚胎的着床率更高，更利于怀孕。有些夫妇存在染色体异常，他们在行试管助孕时胚胎异常的概率会增加，如果不加以干预，异常胚胎移植入子宫会出现妊娠率下降、流产率增加的风险。

· **心情舒畅**：科学研究发现，患者的心情和精神状态是影响试管助孕成功率的重要因素。心理压力大、焦虑的夫妇可能会出现排卵异常，精子质量下降，这些都会影响试管助孕。因此，在准备行试管助孕之前，一定要调整心态，放松心情，夫妻间要相互鼓励、支持，以良好的心态迎接宝宝的到来。

· **选择正规医院**：选择一家具有技术过硬、安全、成功率有保证的生殖中心的正规医院就诊，远离黑诊所、非法生殖中心。

（刘茜桐）

 子宫内膜薄有机会怀孕吗？

薄型子宫内膜是很多试管助孕患者的伤心之处！

一般子宫内膜厚度 ≥ 7 mm 时，试管助孕的妊娠率会相对比较高。但一些患者由于以往宫腔粘连、炎症、放疗或子宫发育异常等原因，往往会出现子宫内膜持续菲薄、对药物反应不良、内膜厚度不增长、厚度不达标等情况。

因此，为了增厚内膜，"医患盟友"就展开了一部漫长的"奋斗史"。吃药、阴道置入、皮肤涂抹、肌注、加量、内膜刺激、中药、理疗……想尽了各种办法，内膜仍然无法跨过 7 mm 这道坎。

那么，子宫内膜厚度达不到 7 mm 就一定怀不了孕吗？

换一种思路，想想宫外孕——输卵管妊娠。输卵管就如同我们平时用的2·

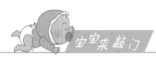
4 mm 的油笔芯粗细，那输卵管的黏膜就更薄了，这么薄的组织层，发生宫外孕时，胚胎又是怎么种上去的呢？

虽然子宫内膜厚度 < 7 mm 会影响妊娠率，但子宫内膜厚度并不是唯一的决定因素，胚胎质量、子宫内膜容受性以及母亲年龄等因素也影响着辅助生殖技术的妊娠结局。目前，国外报道的正常怀孕并活产的最薄的子宫内膜是3.7 mm。由此可见，薄型子宫内膜也能怀孕。所以，可以努力使子宫内膜长厚一些，但如果长不厚的时候也并非绝境，内膜薄也可以尝试移植。

（王　婷）

 HCG 结果出来了，我怀孕了吗？单胎还是双胎？

经过了促排卵、取卵、受精、胚胎移植、黄体支持的一系列过程，再耐心等待 14 天，就到了揭晓最终结果的时刻，即"验孕"，测 HCG 确认是否怀孕。对于双胚胎移植的患者来说，HCG 结果出来了，可能最关心的就是"我怀了还是没怀，怀了单胎还是双胎？"

表 2-5　双胚胎移植周期术后 14 天 β-HCG 结果及妊娠结局

β-HCG (mU/mL)	人数	人数占比	单胎概率	多胎概率	早期流产	生化	宫外孕
5～40	590	11.77%	0.85%	0	0.51%	98.98%	0.17%
40～100	144	2.87%	21.53%	0.69%	10.42%	71.53%	6.25%
100～200	219	4.37%	52.97%	5.48%	22.83%	37.90%	3.65%
200～300	240	4.79%	72.92%	8.33%	21.25%	16.25%	2.50%
300～500	515	10.27%	81.36%	13.79%	16.89%	3.30%	1.55%
500～800	871	17.37%	74.51%	24.11%	10.22%	1.15%	0.23%
800～1000	526	10.49%	60.46%	39.54%	7.60%	0	0
1000 以上	1908	38.06%	36.22%	63.42%	5.56%	0.31%	0.05%

注：多胎为 ≥ 2 枚孕囊者（均为临床妊娠）。

表 2-5 为 2017 年度西北妇女儿童医院生殖中心 5013 例双胚胎移植周期术后 14 天 HCG 结果及妊娠结局。从表中可以看出，β–HCG 在 100 ～ 200 mU/mL 时，有 58.45%（单胎 52.97%＋多胎 5.48%）的妇女可以宫内临床妊娠；β–HCG 在 1000 mU/mL 以上的多胎概率是 63.42%；单胎率最高的是 β–HCG 在 300 ～ 500 mU/mL 组（81.36%）。大家可以对照此表预测一下自己的妊娠结局及单、多胎的概率。

（任文娟）

 ## 孕早期可以通过血 HCG 值变化判断怀孕是否正常吗?

备孕的女性都知道，发现尿妊娠试纸阳性要去医院测 HCG，因为 HCG 值是判断是否妊娠的重要手段。而且，HCG 值的变化趋势还可以辅助判断妊娠预后，大家知道医生是怎么判断的吗?

1. 升高的 HCG 值

以往的观点认为，一个发育正常的宫内妊娠，早期的血清 HCG 值应每两天翻倍，HCG 升高越明显，预示着本次怀孕获得活产儿的概率越高。但越来越多的研究发现，这个值可能并不是绝对的，在 85% 的可信区间内，正常孕早期的 HCG 值 2 天增长低限为 66%。甚至，还有 8% 的正常宫内妊娠，HCG 值每两天的增长率仅为 53%。

同时，即使最初的 HCG 升高明显，也不能排除流产及宫外孕的可能。也有研究发现，在早期 HCG 值升高 ≥ 66% 的妇女中，仍然有 16% 的女性发生了宫外孕。

故而连续监测 HCG 以及辅助 B 超检查，结合临床症状的综合判断是非常必要的，一旦发现异常，应尽早干预。

2. 降低的 HCG 值

早期的 HCG 值如果不增长或降低，在排除检测错误的情况下，预后往往不良。那么 HCG 在下降过程中，怎么判断要不要临床干预呢？

一般来说，发生自然流产在不干预的情况下，HCG 值越高，下降速度就越快。如 HCG 值为 5000 mU/mL，2 天后下降约 35%；而 HCG 值为 500 mU/mL，2 天后下降约 24%；当 HCG 降到 50 mU/mL 以后，每两天的下降率约为 12%，这一下降趋势可以基本判断此次妊娠为一次完全自然流产（表 2-6）。

表 2-6　未临床干预的自然流产 HCG 的下降率

最初的 HCG 值 (mU/mL)	每两天下降率（%）	每四天下降率（%）
50	12	26
150	18	39
250	21	44
500	24	50
1000	28	55
2000	31	60
2500	32	62

但是同样的，明显的 HCG 下降率也并不能完全排除宫外孕，因此，定期复查 HCG 值直至 HCG 转阴，才算完成本次随访。

每个人情况不同，不能仅仅依据 HCG 值进行诊断及治疗，医生的临床综合判断更为重要。

（王　婷）

试管婴儿的预产期如何计算？

1. 自然妊娠预产期的推算

自然妊娠预产期的推算：末次月经的月份加 9 或减 3，天数加 7（适用于月经规律的患者）。

举例：末次月经为 2019 年 5 月 20 日，则推算的预产期为 2020 年 2 月 27 日。

2. 试管婴儿预产期的推算

（1）记清楚胚胎移植 14 天后、囊胚移植 12 天后测血日，该日即为妊娠 30 天的时间。

（2）推算末次月经时间，末次月经时间为测血日往前推算 30 天的日期。

（3）推算预产期，按推算的末次月经的月份加 9 或减 3，天数加 7，即为预产期。

举例：

（1）胚胎移植后 14 天测血日：2019 年 5 月 20 日。

（2）推算末次月经时间：2019 年 5 月 20 日往前推算 30 天，即 2019 年 4 月 20 日为末次月经时间。

（3）推算预产期：2020 年 1 月 27 日。

（席 洁）

 生化妊娠都是胚胎异常惹的祸吗？

生化妊娠，指的是抽血测 HCG 是阳性，但是 B 超检查一直看不到孕囊，随后 HCG 自然转阴。在自然妊娠中，多数女性常常不知道是否发生了生化妊娠，她们往往认为是正常月经推迟了，因此生化妊娠的真实发生率难以估计。但是伴随着试管婴儿技术对妊娠的密切监测，生化妊娠逐渐走进了大众视野。

有观点认为，多数生化妊娠是胚胎染色体异常导致的。也有人认为，第三代试管婴儿技术检测过的胚胎出现生化妊娠的概率低于未检测胚胎的概率。还有观点认为，囊胚移植发生生化妊娠的概率低于胚胎移植。

但是事实果真如此吗？2018 年的一篇文章给出了答案。该研究比较了冷冻胚胎移植周期中，胚胎或者囊胚移植后发生生化妊娠的概率，共分

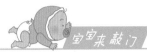

为三组：A 组（未检测染色体的卵裂球胚胎）、B 组（未检测染色体的囊胚期胚胎）、C 组（检测后为整倍体的囊胚期胚胎）。结果发现，三组间生化妊娠的概率相似（A 组为 13.8%，B 组为 9.0%，C 组为 9.7%）。也就是说，无论是否进行染色体检查，无论移植胚胎还是囊胚，移植后生化妊娠的概率没有统计学差异。

　　总而言之，生化妊娠发生率的高低与移植的是胚胎还是囊胚，以及是否采用第三代试管婴儿技术无关。因此，可以推测子宫内膜和胚胎的其他因素对种植过程有更大的影响，这些机制仍需要进一步研究证实。

（刘茜桐）

 ## 胚胎移植后孕期出血，宝宝是不是保不住了？

　　对于行试管助孕的女性朋友来说，从促排卵开始至移植后这段时间都是非常焦虑与担忧的，一旦出现任何"风吹草动"，都会非常担心，常常有移植后的患者在出现阴道咖啡色分泌物或少量出血后表现得非常紧张，尤其是移植后到妊娠的前 3 个月，胚胎尚不稳定，一旦出现阴道出血，很多准妈妈们都担心自己会不会流产，宝宝是不是保不住了（图 2-21）。

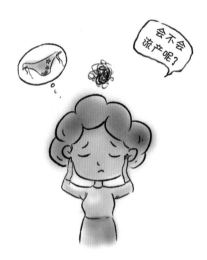

图 2-21　孕期出血

其实移植后初期出血不一定会流产，需视胚胎是否顺利着床来判断，临床工作中孕早期出血常见于以下原因。

·**先兆流产**：是妊娠早期最常见的阴道出血的原因。有些初期出血是因为胚胎不稳，就诊后医生会先做 B 超确认胚胎的状况，如果胚胎的外形良好，而且胚胎也很正常，加之着床的位置正确，就不必太过担心，只要充分卧床休息，给予保胎治疗，就可以顺利度过孕期。

·**自然流产**：许多人会把出血和流产画上等号，的确，有许多胚胎是无法长成胎儿的，妊娠后会出现空孕囊，有胎芽，未见胎心，或前期出现胎心后又突然没有胎心的情况。我们对于偶发性流产的胚胎进行染色体检测发现，有50%～60%的胚胎染色体异常，或受精卵本身有问题所致，意味着这些胚胎染色体异常的孕妇即使保胎也保不住，属于自然淘汰。

·**宫外孕**：是指受精卵在子宫体腔外着床发育的过程，以输卵管妊娠最常见，其他则可能着床在腹腔、子宫角或宫颈口、卵巢等部位。宫外孕有时也会以出血的方式呈现，若发现有下腹坠痛及异常出血的情形，应及早就医。

在胚胎移植后到孕 12 周之前，有部分女性会出现阴道出血的情况，若出血量少，不必过分担心，可加强保胎，密切观察，但若出现出血不止或增多的情况则须及时就诊。

（李　萍）

第四节　男性篇

影响试管助孕成功率的男性因素有哪些？

在试管婴儿的助孕过程中，大家最关心的就是成功率了。其成功率取决于男、女双方因素，那么，影响试管助孕成功率的男性因素有哪些呢?

· **男方年龄**：随男性年龄增长，精液体积、精子浓度、活动率和正常形态率等有不同程度的下降，精子非整倍体、点突变、DNA 断裂、凋亡异常及染色体异常发生率增加，这些原因都可能导致高龄男性的试管助孕结局低于年轻男性。

· **精子畸形率**：精子畸形率对试管结局是否有影响存在一定争议。一般认为，多数情况下，精子畸形率对试管结局影响不大，一些特殊类型的畸形可能会降低妊娠率，增加女性的流产率。

· **体重指数**：男性肥胖可造成内分泌紊乱，可能会降低男性精液质量和生育能力。国外研究发现，国外男性体重指数（BMI）≥ 25 kg/m² 会降低试管助孕的优质胚胎数和妊娠率。

· **精子 DNA 碎片指数（DFI）**：精子 DFI 影响生育能力。对于试管助孕的患者而言，DFI 可以预测常规 IVF 和 ICSI 的受精结果。当 DFI ≥ 30% 时，受精结局较差。对于自然受孕的夫妇而言，随着精子 DFI 的增加，可能会导致胚胎停育、早期自然流产等。

（刘　项）

无精子症患者就一定没有精子吗？

射出的精液里检查没有发现精子，我们称之为无精子症。但并不是说患者体内绝对没有精子，大部分无精子症患者的睾丸里是有精子的。下面就简单介绍下无精子症的常见病因。

· **睾丸前性**：指下丘脑和垂体的内分泌功能紊乱导致的睾丸不发育和激素异常。也就是说，睾丸的控制中枢出现问题了。常见的疾病为低促性腺激素性性腺功能减退症，由这种疾病导致的睾丸发育不良和无精子症，通过激素治疗多数可以使睾丸二次发育并产生精子，生育自己血亲的后代。

· **睾丸性**：是指睾丸自身的原因导致的没有精子。也就是说，生产精子的"工厂"出现问题了。常见的疾病有克氏综合征、隐睾等，由这些疾病导致的无精子症，有一部分患者可以通过睾丸显微取精，取到睾丸内的精子，通过试管婴儿技术生育自己血亲的后代。

· **睾丸后性**：是指精子的运输管道梗阻或缺如导致的没有精子。也就是说，"工厂"没问题，但生产的精子运不出去。常见的疾病为附睾炎、附睾结核导致的无精子症、输精管缺如等，目前可以通过睾丸穿刺等获得睾丸内精子，使用试管婴儿技术生育自己血亲的后代，部分可采用输精管附睾吻合术治疗尝试自然受孕。

（王　磊）

试管助孕前，哪些人需要做睾丸穿刺？

辅助生殖技术中，睾丸穿刺术是一种简单地通过细针穿刺取出几根曲细精管的临床技术，从而评估睾丸功能或用于试管助孕的治疗。细针穿刺术不同于以往的粗针穿刺或活检术，具有创伤小、操作简单、取精量足、效果好等优点。那么，行试管助孕时，什么情况下需要做睾丸穿刺呢？

· **梗阻性无精子症**：所有术前评估具有梗阻因素的无精子症均可行睾丸穿刺，如附睾炎或附睾结核等导致的附睾梗阻性无精子症、输精管缺如导致的输精管道梗阻所致的无精子症等。

· **非梗阻性无精子症**：一般来说，单侧睾丸大于 6 mL 的非梗阻性无精子症，建议考虑睾丸穿刺；如小于 6 mL，建议考虑睾丸显微取精。

· **极重度少精子症或隐匿精子症**：如精液的精子达不到试管助孕所需要的标准，评估睾丸生精功能正常的患者可考虑行睾丸穿刺取精。

· **重度勃起功能障碍或射精功能障碍**：同房和手淫均不能勃起或射精，且药物治疗不能改善，可考虑睾丸穿刺提取睾丸精子行助孕治疗。

（王　磊）

无精子症患者可以拥有自己的宝宝吗？

曾经非梗阻性无精子症患者是几乎不可能生育自己血亲的后代的。自从美国康奈尔大学开始通过显微镜直接在患者的睾丸组织中寻找精子，并取得成功和突破后，许多原本需要供精治疗或抱养婴儿的非梗阻性无精子症患者，有了生育自己血亲后代的希望。

睾丸显微取精技术是在显微镜的帮助下，在已经衰竭的睾丸组织中去寻找局灶性的生精组织，犹如沙漠里面寻找一片绿洲，这需要手术医生胆大心细，一旦获得精子就可以尝试行第二代试管婴儿技术生育后代。显微取精技术和第二代试管婴儿技术正在为越来越多的家庭带来希望和欢乐。

那么，什么疾病的患者可以尝试显微取精技术呢？目前主要针对下面的人群。

（1）非梗阻性无精子症睾丸穿刺末检到精子的患者。

（2）睾丸过小无法穿刺的患者。

（3）克氏综合征的患者。

（4）Y 染色体 AZFc 区缺失的患者。

（5）隐睾致无精的患者等。

（王 磊）

Y 染色体说丢就丢？

作为父系遗传，Y 染色体在同一祖先的男性群体中稳定遗传，所以同姓共祖先也不是毫无道理的。但染色体垂直传递的过程中也难免会出错，现代研究发现，Y 染色体微缺失是引发男性精子发生障碍最常见的遗传因素。

1.Y 染色体微缺失的原因

研究发现，82% 的 Y 染色体微缺失是新发突变导致的，剩余的 18% 是来自于父辈的垂直传递，这类遗传性的 Y 染色体微缺失往往会在传递过程中扩大，导致子代不育症的发生。

2.Y 染色体微缺失的类型

广泛报道的 Y 染色体微缺失包括三种，即 AZFa、AZFb 和 AZFc 三个区域的缺失。AZFc 是在不育男性中最常见的缺失位点，占 60%～70%，其次是 AZFb（1%～5%）、AZFa（0.5%～4%）。

（1）AZFa 区缺失的临床表现：根据 AZFa 区域内基因丢失的范围，患者的临床表现可从正常精液到无精子症。整个 AZFa 区域缺失经常会导致纯睾丸支持细胞综合征（SCOS）和无精子症。AZFa 区内的基因在生殖细胞胚胎期表达，因此这些基因的丢失可能导致生殖细胞的死亡，最终导致 SCOS。

（2）AZFb 区缺失的临床表现：AZFb 区域内的基因支持精子的生长和成熟，并对精子的减数分裂至关重要。缺失 AZFb 区域的患者有睾丸成熟停滞的表型，在大多数生精小管中不存在减数分裂后的生殖细胞。临床上 AZFb 区缺失的男性从精液或通过睾丸获取精子细胞的机会微乎其微。

（3）AZFc 区缺失的临床表现：AZFc 区缺失的男性具有最多变的表型，从完全无精子症至轻度少精子症都有可能，有极少数患者还可以通过自然怀孕获得子代。

3.Y 染色体微缺失患者睾丸取精的可行性

完全或较大 AZFa 区以及 AZFb 区缺失的男性通过手术取精的概率非常低，而 AZFc 区缺失的患者在手术中发现精子的概率高达 50%，但随着男性年龄增长，AZFc 区缺失的男性精液质量会显著下降。因此，对 AZFc 区缺失并可获取精子的男性患者，建议尽早在遗传咨询后行 ICSI 治疗，但所生育的男性后代有可能患有不育症。

（贾苗苗）

第五节 第三代试管婴儿技术篇

 如何看懂染色体检查报告单？

日常生活中，一些夫妇为不孕症、复发性流产所困扰。这其中有部分原因是染色体异常所导致的。那么，什么样的染色体才是正常的呢？

1. 染色体核型分析

染色体核型分析也称染色体检查，是通过对外周血细胞培养、制片，对所有染色体进行配对、排序及分析，是一种用于检测染色体疾病的遗传学检查。

2. 染色体检查的意义

有反复早孕期流产、死胎或出生畸形儿病史的夫妻，建议夫妻双方做染色体检查。这是因为胚胎的染色体一半来自母亲，一半来自父亲，父母任何一方的染色体异常都有可能传递给胎儿，导致不良妊娠结局。染色体平衡易位携带等结构异常患者有一定概率生育表型正常后代，有些患者尽管第一胎正常，如果后续怀孕不顺利的话也需要检测染色体核型。

3. 染色体检查时抽血的注意事项

染色体检查需要抽取 2 mL 肝素抗凝静脉血进行淋巴细胞培养、制片，整个过程需要 2～3 周时间。抽血前无须空腹，但最好在未服用抗生素类、激素及其他免疫抑制类药物的情况下抽血，否则易影响外周血淋巴细胞的培养结果。

4. 看懂染色体报告单

· **正常染色体核型：** 正常男性染色体核型为 46，XY，正常女性染色体核型为 46，XX。如果染色体报告显示的是以上两种核型，且性别与染色体核型相符，那么染色体核型就是正常的。

· **染色体多态性：** 也称异态性，是指染色体结构或带型强度的微小变异，主要表现为同源染色体大小、形态、带纹宽窄或着色强度等方面的变异，大部分属于正常变异。常见的染色体多态性包括以下方面。

①异染色质区增加：如 1qh+、9qh+、16qh+、Yqh+ 分别代表 1 号、9 号、16 号、Y 染色体的异染色质区增加，从分子层面来说，由于异染色质区主要为非编码的 DNA，不含有结构基因，没有转录活性，所以一般不影响染色体基因的表达。

②倒位：如 inv9、invY 分别代表 9 号和 Y 染色体的臂间倒位，也就是长臂和短臂的染色体部分区带位置的交换，没有涉及基因的丢失和重复，大多被认为是正常变异，但也有文献报道 inv9 与流产和不良生育史有关。

③随体及随体柄变异：如 13pss、14pss、15pss、21pss、22pss、Yqs 等。由于随体没有功能区，随体的变异一般不影响染色体的功能。

④其他常见正常变异：如 Yqh– 是指 Y 染色体长臂异染色质区减少；1qh– 是指 1 号染色体异染色质区减少；13ps+、14ps+、15ps+、21ps+、22ps+ 是指 13、14、15、21、22 号染色体短臂上随体长度增加；13pstk+、14pstk+、15pstk+、21pstk+、22pstk+ 是指 13、14、15、21、22 号染色体随体柄长度增加；13cenh+、14cenh+、15cenh+ 是指 13、14、15 号染色体着丝粒异染色质区增加；9phqh 是指异染色质区位于 9 号染色体的长臂和短臂；9ph 是指异染色质区仅位于 9 号染色体的短臂。

通俗讲，可以把染色体多态比喻为人的眼睛、鼻子，有的人眼睛大，有的人眼睛小，有的人鼻梁高，有的人塌鼻梁，眼睛、鼻梁的功能都正常，只是每个人的形态不同罢了。从分子水平上看，结构异染色质所含 DNA 主要是"非编码"的高度重复序列，不含有结构基因，没有转录活性，无特殊功用，所以往往并不对个体的表型产生直接影响。

但随着检测技术的更新和对非编码基因研究的深入，越来越多的学者认识到染色体多态性的多态部分很可能在细胞分裂时会造成同源染色体配对困难，使染色体不分离，从而形成染色体异常的配子或合子，导致胚胎发生染色体非整倍性变异或减数分裂中异常配子产生，最终引发流产、不育不孕、死胎及其他症状的临床效应。

染色体多态大多数是遗传而来，可以通过家系分析来判断，临床工作中，医生应同时尽可能告知受检者多态性研究的新进展，帮助受检者做出合适的遗传选择。

· **染色体异常**：正常人的体细胞染色体数目为 46 条，并有一定的形态和结构。染色体在形态、结构或数量上的异常被称为染色体异常，常见的异常报告形式有 46，XY，t（5，11）（p15.2：p12）、47，XXY、45，X、47，XXX 等。

另外，医学上称染色体缺失、重复、倒位、易位等都为染色体异常，往往导致不孕、流产、胎儿畸形、死胎等不良结局。

5. 染色体检查报告异常的解决办法

如果染色体检查报告单异常也不用过于焦虑，可至正规医院的生殖中心及遗传门诊就诊咨询，医生会根据个人情况及意愿为您提供帮助。第三代试管婴儿技术可以对移植前的胚胎进行遗传检测，剔除遗传不正常的胚胎，挑选遗传正常的胚胎移植，可以从根本上避免遗传病变向后代传递，助您生育健康宝贝。

（柏海燕）

如何阻断单基因病？

脊髓性肌萎缩（简称 SMA）是一种罕见的遗传病，如果不能得到及时治疗，生存期很难超过 2 岁，位于 2 岁以下儿童致死性遗传病的首位。

脊髓性肌萎缩是一种运动神经元性疾病，属于单基因病，SMA 携带者不会发病，但是会将缺陷基因遗传给孩子。大多数单基因病会致死、致畸或致残。虽然单基因病是罕见病，但由于我国人口基数庞大，罕见病在我国并不太"罕见"。多数单基因病并没有特效药物治疗，即使有，费用也会非常贵，因此，预防单基因病是关键。

1. 单基因病

单基因病又称孟德尔遗传病，是指由于一对等位基因突变而引起的疾病，包括常染色体显性遗传、常染色体隐性遗传、X 连锁显性遗传、X 连锁隐性遗传、Y 连锁遗传等。

2. 阻断单基因病的手段

常规产前检查有时无法发现单基因病，针对单基因病的产前诊断可以对胎儿进行基因检测，确定是否患病，对异常胎儿就需要终止妊娠等有创操作。有没有一种方法可以减少对母体的伤害，在母体怀孕前就阻断单基因遗传病的发生呢？当然有，那就是单基因病植入前遗传学检测技术（PGT-M）。该技术可以将遗传病诊断提前到胚胎移植入子宫之前，选择不患病的胚胎进行移植，从而阻断遗传病向下一代传递，避免因选择性流产对孕妇身心造成的伤害。

PGT-M 是通过对先证者或夫妇双方携带者进行检测，确定致病位点，并在家系中进行验证。验证通过后，进入 PGT-M 助孕周期，在促排卵、取卵、形成囊胚后，对囊胚进行活检，然后分析囊胚是否携带致病基因。最后，挑选不携带致病基因的胚胎进行移植，从而达到阻断单基因病的目的。

（刘茜桐）

 如何降低胎儿出生缺陷及流产风险？

出生缺陷，即通俗讲的先天性畸形，是指婴儿出生前发生的身体结构、

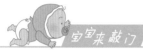

功能或代谢异常，可由染色体畸变、基因突变等遗传因素或环境因素引起，也可由这两种因素交互作用或其他不明原因所致，通常包括先天畸形、染色体异常、遗传代谢性疾病、功能异常（如盲、聋和智力障碍等），相当比例的异常胎儿在孕期即停止发育，表现为自然流产、稽留流产、胎死宫内等。

有没有一种方法能够更早进行诊断，避免选择性终止妊娠风险，从源头阻止遗传缺陷患儿出生呢？这就要提到第三代试管婴儿技术了。

1. 第三代试管婴儿技术

第三代试管婴儿技术即胚胎植入前遗传学检测（PGT），是在常规体外授精 – 胚胎移植的基础上，对体外培养至第 5 天或第 6 天的形态正常的囊胚，进一步取出几个细胞进行遗传学检测，剔除那些遗传物质不正常的囊胚，挑选不仅外观良好而且遗传物质正常的囊胚进行移植。该技术不仅能提高妊娠成功率，还可以避免遗传缺陷患儿的出生，适用于出生遗传缺陷儿风险高的夫妇。

2. 第三代试管婴儿技术的分类

PGT 根据患者病因、适应证不同，分为三种。

· PGT-M：针对单基因进行遗传学检测，适用对象为单基因病患者及携带者、人类白细胞抗原（HLA）配型、遗传性肿瘤。计划 PGT-M 助孕的患者需要提前进行基因检测及家系验证确诊。

· PGT-SR：针对染色体结构异常的患者，对胚胎染色体数目、结构两方面进行筛查，挑选染色体正常的胚胎进行移植。适用于染色体平衡易位、罗氏易位、染色体倒位的患者。为确定胚胎中易位、倒位的位置，除夫妻双方染色体核型外，还需要提供患者父母染色体核型报告和血样。

· PGT-A：胚胎非整倍体筛查。适用对象为夫妻双方染色体正常而胚胎染色体异常风险高的人群。①女方高龄（≥ 38 岁）；②不明原因反复自然流产（≥ 2 次）；③不明原因反复种植失败；④严重畸精子症如 Y 染色体微缺失者；⑤生育、引产过染色体异常患儿或胎儿；⑥流产组织提示胚胎染色体异常。对于染色体平衡易位、罗氏易位、染色体倒位的患者，无条件行PGT-SR（胚胎少、无法提供患者父母染色体核型报告和血样者），也可选择PGT-A。

3. 第三代试管婴儿技术的花费

PGT-A及PGT-SR的花费包括常规第二代试管婴儿助孕的费用、活检费、囊胚遗传检测费用，总计5万元左右。PGT-M额外需要构建单体型，费用1万元左右。患者情况不同，国内外不同生殖中心总费用可能略有不同。

4. 第三代试管婴儿技术的风险

PGT的最主要风险为无可活检囊胚或检测后报告均为遗传异常囊胚，导致本周期因无正常囊胚移植而取消。另外，每个囊胚活检只能取5～10个细胞，个别情况下会发生单个囊胚DNA扩增失败，没办法继续检测。

5. 第三代试管婴儿技术的流程

夫妇双方至生殖中心遗传门诊就诊，在进行生育力评估及遗传咨询后，确定行PGT治疗者，先完善PGT术前检查，随后进行建档、促排卵、取卵、体外受精、囊胚培养、活检、遗传检测，回报有正常囊胚后就可以进行下一步胚胎移植。怀孕后需保胎治疗，孕中期需行产前诊断。

（柏海燕）

 囊胚活检后没有检测结果怎么办？

对于需要行第三代试管婴儿技术助孕的患者，医生会在囊胚期的滋养外胚层上取几个细胞做遗传物质检测，根据检测结果判断囊胚是否正常。

患者夫妇的精子和卵子在实验室人员的精心照顾下，发育成囊胚且做了活检，活检后遗传物质检测的结果一般是正常、异常或是嵌合体。但是还有一些没有检测结果的，这是什么情况？

不必诧异，文献报道显示会有 2% ～ 7% 的囊胚活检后没有检测结果，这里面的影响环节很多，如取细胞、转运、扩增、检测等。

对于这些没有检测结果的囊胚该如何处理？因为不知道是正常的还是异常的，不知道该用还是不该用，我们可否解冻后再做一次活检呢？

2018 年有一项关于囊胚二次活检的研究报道，该研究对 8990 个囊胚进行了活检，其中有 228（2.53%）个没有检测结果。对这 228 个囊胚中的 206 个成功做了二次活检，与首次活检相比，其正常胚胎率和活产率都没有显著差异。

因此，对没有检测结果的囊胚进行二次活检仍然意义重大，可以增加可用的胚胎数量，增加活产机会。

（李　伟）

第三章

人工授精篇

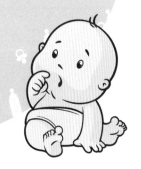

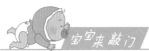

 人工授精与试管婴儿技术是一回事儿吗？

　　很多不孕不育的患者在接受检查和治疗的时候，常常混淆人工授精和试管婴儿的概念，将两者混为一谈。实际上，这两者虽然都属于辅助生殖技术，但是却具有显著的差别。

　　人工授精是在女方排卵时把男方的精子优选后，采用人工注射的方法送进女性生殖道内，以达到受孕目的的一种技术（图3-1）。而试管婴儿技术是通过促排卵后取出卵子，让精子和卵子在母体外进行受精，形成胚胎或囊胚，然后将其移植到子宫腔内，使之能在子宫腔内种植、发育、成功妊娠的方法。

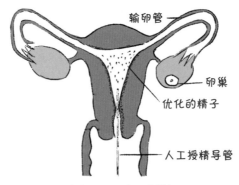

图3-1　人工授精

　　人工授精和试管婴儿技术还有一些区别（表3-1），具体如下。

表3-1　人工授精与试管婴儿技术的区别

项目	人工授精	试管婴儿技术
授精方法	体内	体外
治疗时间	1～2周	1～2月
费用	≥3000元	≥30000元
适用人群	性生活困难、男方精液轻度异常、不明原因等	输卵管阻塞、排卵障碍、男方精液质量差、子宫内膜异位症、不明原因等

· **对生育的"干预"程度不同**：人工授精仅是简单地对精子进行优选，或者干脆直接将精液送入到女性的生殖道内；试管婴儿技术则是将精子和卵子均"请"到体外"会面"，在孕育出原始的生命雏形后，再将"小生命"送回到母亲体内。

· **治疗费用差距显著**：人工授精更接近自然受孕状态，简单易行，费用低；试管婴儿技术需要较长的超促排卵过程及复杂的实验室技术，费用高。

· **适应证**：两者的适应证明显不同，治疗病例的选择有较大的差别。人工授精选择的病例病因往往比较明确、简单，如男方性功能障碍不能将精液输送到女性体内、精液轻度异常等；试管婴儿技术则主要适用于女性输卵管阻塞、排卵障碍、子宫内膜异位症等造成的不孕，以及中重度精液异常、不明原因不孕的夫妇。

（王春利　孙建华）

 夫精人工授精与供精人工授精的适用人群是哪些？

人工授精分为夫精人工授精（使用丈夫的精液）和供精人工授精（使用精子库的精液）。每种人工授精都有它相应的适合人群，特别是供精人工授精，并不是想做就能做的，必须严格符合国家相关规定。下面主要介绍这两种人工授精的适用人群。

1. 夫精人工授精

以下人群可以考虑行夫精人工授精治疗。

（1）男方精液量少、活力差、液化异常，性生活障碍、生殖器官畸形导致不能性交者等。

（2）女方生殖道畸形或心理因素不能性交者，女性宫颈粘连等结构异常者。

（3）免疫性原因导致的不孕者。

（4）不明原因不孕者。

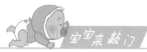

2. 供精人工授精

以下人群可以考虑行供精人工授精治疗。

（1）男方各种原因导致的无精子症。

（2）男方严重的少、弱、畸精子症。

（3）男方行输精管结扎绝育术，复通术后，精液中仍无精子者。

（4）男方本人或男方家族中有不宜生育的严重的遗传性疾病。

（5）母儿血型不合靠男方精子不能得到存活新生儿者。

总之，只要丈夫精液达标，医生都会竭尽所能，安排夫精人工授精或其他助孕方法；除非男方的确用各种方法都不能获得精子，或预测未来孩子可能存在严重疾病、不能健康存活，才会考虑用供精人工授精的办法。

（张　娜）

精子畸形率高会影响人工授精的结局吗？

《世界卫生组织人类精液检查与处理实验室手册》（第5版）将精子畸形率的标准定为≤96%（图3-2）。也就是说，只要正常形态的精子≥4%即属于正常范围。而在男科门诊经常会遇到精子畸形率为97%、98%、99%，甚至100%的患者朋友，大家都会战战兢兢地问道："我的精子畸形率这么高，还能做人工授精吗？影不影响怀孕呀？对孩子有影响吗？……"那么，形态异常的精子增多到底对人工授精有没有影响呢？

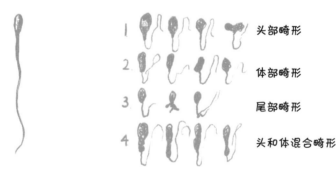

图 3-2　正常精子和畸形精子

下面让我们看一下近年的几项研究。

2018 年 Kohn 等学者就精子形态学对宫腔内人工授精妊娠率的影响进行了一项系统评价和 Meta 分析，共包括 20 项观察性研究，涉及 41018 个人工授精周期。研究显示，精子形态正常组和异常组的妊娠率没有差异。

2019 年 Patel 等学者也报道了一项有关精子形态学对人工授精结局影响的研究，501 对夫妇共进行了 984 个宫腔内人工授精周期，结果发现精子畸形率 > 96% 组和 ≤ 96% 组的临床妊娠率没有差异（P=0.59）。另外，在确诊临床妊娠的 130 对夫妇中，有 95 对收集到了有关活产和出生异常情况的数据，结果显示两组之间的活产率或自然流产率亦没有差异。同时，对于精子形态异常的患者，出生异常的风险也没有增加。

看到这里，相信大家的心情应该没有那么沉重了，即使精液里的精子绝大多数都是畸形精子，但在人工授精治疗时，对精液的优选处理可以最大限度地改善精液质量。所以，精子畸形率高对人工授精结局的影响并没有想象中那么可怕。

（季兴哲）

第四章

生育力保存篇

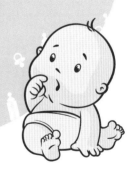

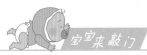

 什么情况下，夫妇需要生育力保存？

　　去医院生殖中心看病的人都是不孕不育的？不是的，生殖中心不仅能帮助怀不上孩子的女性生孩子，也能帮助因为种种原因短期内不能要孩子的夫妻保存生育力。

　　生育力保存就是冷冻卵子或胚胎吗？当然不是，生育力保存可不仅仅包括卵子及胚胎的冷冻，还包括精子的冷冻，以及卵巢和睾丸组织的冷冻（图4-1）。

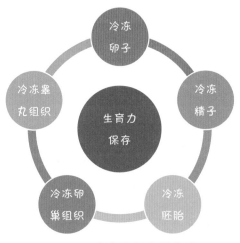

图 4-1　生育力保存的方式

1. 男性需要生育力保存的情况

　　（1）夫妻双方决定接受人工授精或试管婴儿助孕，但是男方取精困难或长期异地不能留取新鲜精液者。

　　（2）少、弱精子症患者，特别是精子数量、质量呈进行性下降趋势者，以防将来出现无精子症风险。

（3）接受化疗、放疗前的肿瘤和血液病患者。

（4）有些可能影响生育职业的从业者，可冻存精液，以防意外受伤导致无法生育。

（5）无精子症患者，通过显微取精、睾丸穿刺术获得精子者。

（6）不射精患者，可接受非侵入性的电刺激取精结合精液冷冻。

2. 女性需要生育力保存的情况

如果卵巢长了良性肿瘤，如畸胎瘤、巧克力囊肿、浆液性囊腺瘤等，需要做手术剥除，但是又担心手术会影响卵巢功能导致不孕；或者患者得了恶性肿瘤，需要进行化疗或盆腔放疗，但是仍然希望以后能圆自己做母亲的心愿，这些情况下，可以考虑生育力保存。

3. 女性生育力保存的方式

如果是已婚女性，建议冷冻胚胎，因为冷冻胚胎复苏率高，移植后妊娠率高，是一种技术成熟、疗效靠谱的方法。如果是未婚女性，只能冷冻卵子，但是卵子十分"傲娇"，稍有不慎就"撒手人寰"，而且冷冻技术难度远大于胚胎冷冻。此外，还有卵巢组织冷冻，主要针对急需手术治疗没有时间接受超促排卵的患者以及青春期前或未婚的女性，未来在身体条件允许的情况下再将卵巢皮质移植回体内，但该技术难度大，成功率相对较低。

（刘茜桐）

 什么情况下可以选择卵巢组织冷冻？

女性恶性肿瘤患者抗肿瘤治疗在杀死癌细胞的同时，也可能破坏卵巢的正常功能，导致肿瘤治疗后出现月经紊乱、闭经、不孕等情况。如何解决这个矛盾，保护这些女性的生育力呢？

卵子冷冻、胚胎冷冻是行之有效的办法，但必须是成年女性或已有配偶，并且需要2～4周的辅助生殖技术治疗时间。如果是青春期前的少女或肿

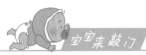

瘤放、化疗时间急迫者，可以选择卵巢组织冷冻做生育力保存，一次保存大量卵细胞，为未来生育宝宝做准备。

卵巢组织冷冻需要在腹腔镜下获取卵巢组织，将卵巢皮质处理后进行玻璃化冷冻，待肿瘤治愈后，再将冷冻的卵巢皮质移回腹腔，重拾卵巢内分泌功能，获得生育机会。那什么情况下可以选择卵巢组织冷冻呢？

1. 卵巢组织冷冻的适用人群

卵巢组织冷冻的适用人群为患有以下疾病者。

（1）恶性疾病（需化疗、放疗或骨髓移植）：①血液系统疾病（白血病、霍奇金淋巴瘤、非霍奇金淋巴瘤）；②乳腺癌；③肉瘤；④部分盆腔肿瘤。

（2）非恶性疾病：①需放疗、化疗或骨髓移植的自身免疫疾病、血液系统疾病，如再生障碍性贫血、地中海贫血、系统性红斑狼疮等；②卵巢疾病，如交界性卵巢肿瘤、卵巢良性肿瘤，体积 >5 cm 必须手术治疗、重度或复发性子宫内膜异位症；③卵巢储备功能不全（POI）的高危人群，如家族史或基因检测显示有 POI 高风险，卵巢功能尚可的 Turner 综合征。

2. 卵巢组织冷冻的筛选标准

（1）年龄 ≤ 35 岁，且卵巢储备功能较好者；也可以根据卵巢储备情况和个人意愿适当放宽年龄限制。

（2）肿瘤患者必须排除卵巢恶性肿瘤或肿瘤卵巢转移，转移风险高者需慎用。

（3）原发病预后较好。

（4）原发病或其治疗有可能导致早发性卵巢功能不全。

（5）能够耐受腹腔镜或开腹卵巢组织活检手术。

（6）距放、化疗开始至少 3 天。

（7）患者本人或其监护人的知情同意。

符合以上标准的女性，可以通过卵巢组织冷冻保存留下生育的希望。

（李　娜）

男性生育力保存，您了解多少?

1. 男性生育力下降的现状

大样本调查发现，近年来，男性精子的浓度和活力显著下降。《世界卫生组织人类精液检查与处理实验室手册》（第 5 版）的数据显示，男性精子浓度的合格标准已经由第 4 版的 2000 万下降到 1500 万。国内外众多文献报道，男性不育人群比例在明显上升。男性生育能力下降已成为不可忽视的事实，生育力保存或成为趋势。

2. 男性生育力保存的适用人群

（1）接受辅助生殖技术时，有合理医疗需求的人群：如取精困难者，严重少、弱、畸精子症患者，接受赠卵助孕治疗者，夫妻异地无法及时就诊需提前冻存精子者。此外，对于无精子症患者，通过手术获得的精子亦可进行生育力保存。

（2）有生育要求的肿瘤患者：因肿瘤患者在进行手术治疗或者放、化疗的时候可能对男性生育力造成暂时或永久性损伤，因此，十分有必要在接受治疗前进行生育力保存。

（3）需要使用生殖毒性药物的患者：对于有些合并特殊疾病的患者，往往需要使用一些具有生殖毒性的药物，如免疫抑制剂环孢霉素、环磷酰胺等，激素类药物雌激素、雄激素等，治疗风湿类疾病的药物氨磺嘧啶、雷公藤多苷，治疗高尿酸血症和痛风的药物别嘌呤醇、秋水仙碱，抗病毒药物干扰素、阿德福韦酯等，抑制胃酸分泌的药物西咪替丁，外用消毒药呋喃西林等。为避免引起生育力的损伤，可在使用这些药物之前进行生育力保存。

（4）某些特殊职业人群：①消防员、警察等；②油漆工、印刷工、粉刷工、电焊工等；③接触除草剂、杀虫剂人员等；④高温环境作业人员等；⑤可能接触到放射线、雌激素类药物、气体麻醉剂、化疗药物的医务人员等。

（5）短期内无生育要求，但未来有生育需求的健康男性：该部分人群也可未雨绸缪，进行生育力保存，为精子储存一份"保险"。

3. 生育力保存的方法

男性生育力保存的途径和方法主要有精子冷冻保存、睾丸组织冷冻保存、精原干细胞冷冻保存、睾丸组织移植或睾丸移植。目前技术最成熟的方法是精子冷冻保存。对于青春期前的患者或需要穿刺取精、手术取精的患者，亦可选用睾丸组织冷冻保存。

（王　琪）

精液长时间冷冻安全吗？

经常会有患者问道："我的精液可以冷冻保存多长时间？长时间冷冻会对试管助孕治疗产生不利影响吗？会降低妊娠率、增加流产的风险吗？"下面我们就来谈谈精子冷冻时间对辅助生殖临床结局的影响。

理论上，如果精液在合适的条件下储存，精子质量是不会随时间推移而发生明显的不良改变。有学者回顾分析了 2001 年至 2016 年 16 年间人类精子库 119558 份供精标本的临床使用情况，并将结果发表在 2019 年辅助生殖杂志 *Fertility and sterility* 上，结果显示随着冷冻储存时间的延长，精液的冷冻复苏率有所降低，但在临床妊娠率、流产率和活产率三组间并无显著统计学差异。

事实证明，在很长的一段时间内，精子冷冻都是非常安全有效的。已有研究显示，冷冻保存了 28 年的精液，复苏后的精子仍保持着良好的运动能力和透明带穿透能力。目前已有最长冷冻 40 年的精液标本，通过 ICSI-IVF 助孕治疗，成功妊娠并分娩双胞胎的案例报道。由此可见，在相当长的时间内，冷冻存储精液标本是安全有效的。

（杨　杰）

第五章

反复种植失败及
复发性流产篇

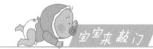
 您了解自然流产与复发性流产吗?

1. 自然流产与复发性流产

自然流产是指胚胎能够达到有存活能力之前的自然丢失。按照 2017 年欧洲人类生殖及胚胎学会(ESHER)指南,宫内未见孕囊(生化妊娠和 / 或治疗后不明部位妊娠),超过 6 周的妊娠也应该计算入内。复发性流产是指 2 次或 2 次以上的自然流产,无须考虑两次流产是否连续。

2. 自然流产的发生率

自然流产的发生率为 10% ～ 12%,两次流产的发生率为 5% 左右,3 次流产的发生率为 0.5% ～ 3%。自然流产与年龄相关,35 岁以后,随着年龄的增长,自然流产率增加。

3. 反复流产的原因

复发性流产的病因很多,总结起来包括以下几个方面。

·**胚胎自身或父母染色体异常**:如胚胎多一条染色体(常见 16 号染色体三体)或少一条染色体,这种胚胎无法继续生存下去,属于自然淘汰。胚胎染色体异常占流产原因的 50% ～ 60%。另外,复发性流产夫妇染色体异常的发生率为 4% 左右,大部分为染色体易位。

·**母亲生殖道异常**:子宫畸形及异常(子宫纵隔、单角子宫、子宫肌瘤或宫腔粘连、宫颈异常等)。

·**母体内分泌异常**:黄体功能不全、甲状腺功能或肾上腺功能异常等。

·**免疫因素**:"抗自身"或"抗别人"抗体异常。前者常见于系统性红斑狼疮或干燥综合征,患者机体存在抗自身抗体;妊娠约等同于半同种移植的过程，机体对胚胎表现出免疫排斥反应（即"抗别人"），从而导致流产。

· **机体高凝状态**：也叫易栓症，即机体持续高凝状态而容易形成血栓，如胎盘血管栓塞，可导致胚胎停育。

· **男方因素**：如精子 DNA 碎片指数高等。

· **其他**：如感染、不良生活习惯及环境因素等。

复发性流产的患者中能够识别其病因的仅占 50% 左右，还有近一半是多种因素作用或者不明原因造成的。

4. 自然流产后的治疗

自然流产需要根据具体情况决定治疗方案。

（1）如果是一次自然流产，属于散发性的，往往不需要行流产物染色体检查，也不需要其他特殊的检查和治疗，休息 3 个月，做好孕前检查，如无异常再备孕就可以了。

（2）如果已经两次自然流产，属于复发性流产，应行流产物染色体检查，以及流产的相关病因检查。如果发生 3 次及以上的自然流产，与胚胎的染色体异常往往关系不大，主要是母体自身存在问题。如查到病因，应根据病因做相应的治疗；如未查到病因，可在月经来潮第 8 ～ 10 天行卵泡监测，调理内膜及卵泡发育，指导同房，排卵后给予黄体支持，降低流产风险。不主张过度治疗及用药，以防影响到母体及胎儿的安全。

5. 复发性流产者应做的检查

女方：性激素、抗心磷脂抗体、抗 β_2 糖蛋白抗体测定、狼疮抗凝物、抗双链 DNA 抗体、抗核抗体、蛋白 S、蛋白 C、染色体检查、25（OH）D_3、空腹血糖、红细胞沉降率测定、血型全套、血浆 D– 二聚体定量检测、甲状腺功能、血同型半胱氨酸、淋巴细胞亚群相对计数、宫腔镜检查等。

男方：精液常规、精子形态学分析、精子 DNA 完整性检测、精液白细胞过氧化物酶染色检查、染色体检查等。

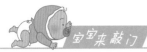
6. 需要保胎的情况

自然妊娠一般无须保胎，如果出现以下情况，应到专科医院门诊咨询保胎的相关事宜：①应用超促排卵方案进行试管婴儿助孕治疗，新鲜或冷冻胚胎移植后妊娠；②应用促排卵药后妊娠；③既往有复发性流产病史；④先兆流产；⑤先兆早产等。

7. 种植失败或流产的原因

胚胎或囊胚质量很好，移植后为什么会种植失败或流产？现在应用的胚胎评分系统只是根据胚胎或囊胚外观进行评分，并不知道该胚胎或囊胚的染色体怎样及发育潜能如何，有部分胚胎或囊胚看起来很健康，但其染色体数目或结构异常，即"中看不中用"，移植后就会导致种植失败或流产。

8. 复发性流产行第三代试管婴儿助孕的可行性

已经发生两次自然流产了，不敢自然怀孕了，行第三代试管婴儿助孕可以吗？如果没有指征，不建议做。因为复发性流产的原因很多，胚胎染色体异常只是其中的原因之一。西北妇女儿童医院生殖中心的数据显示，复发性流产患者做胚胎种植前遗传学筛查后，即使移植正常染色体的胚胎，流产率仍然高于其他原因行第三代试管婴儿助孕的患者。

（师娟子）

 孕早期阴道出血就是先兆流产吗？

早孕的患者经常会问："阴道出血就是先兆流产吗？"孕期阴道出血，俗称"见红"，最常见于早期妊娠，发生率为 15% ～ 20%。出血的原因较多，包括着床出血、宫颈息肉、宫颈柱状上皮异位（旧称"宫颈糜烂"）、先兆流产、宫外孕、葡萄胎等。

1. 着床出血

胚胎植入子宫内膜的过程是侵入性的过程，称为着床。多数人在着床期没有明显的反应，部分女性会有少量的出血，表现为粉色或咖啡色分泌物。自然受孕者往往误以为是快来月经了，没有意识到自己怀孕了；而接受试管婴儿助孕治疗的女性也会误以为治疗失败，快来月经了。如果孕早期有少量出血或小腹隐痛，不必过于紧张，多数人过几天症状会自动消失，此种情况往往预后良好。

2. 宫颈出血

• 宫颈息肉：妊娠期雌、孕激素水平高，宫颈息肉容易形成，息肉表面覆有丰富的微血管，遇到刺激容易出血。绝大多数宫颈息肉是良性的，孕期无须治疗，对胎儿无不良影响。如果反复宫颈大量出血，可于孕中期或产后切除。

• 宫颈柱状上皮异位：妊娠期雌激素水平高，会加重宫颈柱状上皮异位。这种情况的出血量一般不大。如果持续性宫颈出血，须行宫颈细胞学检查，排除不良病变后，孕期可以不治疗，对胎儿及妊娠分娩没有影响，产后复查即可。

3. 先兆流产

先兆流产是指妊娠 28 周前出现的少量阴道流血，无妊娠物排出，可伴随阵发性下腹痛或腰背痛。妇科检查宫颈口未开，胎膜未破，子宫大小与停经周数相符。超声检查约 20% 孕早期出血的女性会有宫腔内积血，可见胎心者，经医生处理及休息，多数情况下症状消失，可以继续妊娠。

若阴道流血量增多或下腹痛加剧，甚至阴道排出肉样组织，可发展为难免流产或不全流产；胚胎死亡滞留宫腔内称稽留流产，也常伴有阴道流血，应及时终止妊娠。

通过试管婴儿助孕治疗受孕的女性往往比较紧张，对任何"风吹草动"都很担心。有的人仅有少量出血，医生已经通过超声检查排除了宫外孕，但仍强烈要求住院保胎。到底该怎么办呢？医生的意见：保胎要适度！如果既

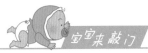
往没有复发性流产的病史，应遵循自然法则"优胜劣汰"。因为一半以上的自然流产是因为胚胎染色体异常导致的，是自然淘汰的结果。尤其高龄孕妇胚胎染色体异常的概率更高，即使勉强保胎，到最后也可能出现胎儿异常或不能活产的情况。

4. 宫外孕

95% 的宫外孕发生于输卵管。由于输卵管支持不了日益长大的胚胎，绒毛可穿透输卵管壁，一旦管壁破裂，会产生大量出血，往往伴随剧烈腹痛、晕厥，甚至失血性休克，阴道出血量往往不多，和病情严重程度不成正比。当 β–HCG 超过 1500～3000 mU/mL 时，宫腔内妊娠经阴道超声检查常可见到。所以，对于孕早期出血的女性，若 β–HCG 超过此限，可尽早阴道超声检查排除宫外孕。在怀孕女性中，宫外孕的发生率是 1%～2%。盆腔感染史、宫腔手术史、输卵管手术史是输卵管妊娠的高危因素。

5. 葡萄胎

葡萄胎多数表现为少量持续或不规则出血，有时还会排出水泡样组织；早孕反应重，要及时做 B 超排查。葡萄胎超声下表现为葡萄串样的水泡，一旦确诊需及时终止妊娠。由于葡萄胎有可能会发生恶变，所以需要定期复诊、随访。

孕早期发生阴道出血的注意事项：①孕早期出血病因复杂，如果出血量少，无腹痛，可先观察，不必惊慌；如果出血量较多、出血不止、腹痛，应尽早到医院就诊，明确出血的原因，对症治疗。孕早期多采用经阴道超声检查，因为对于腹部脂肪较厚者经阴道超声比经腹部超声更加清楚，有助于排除宫外孕。②孕早期不要过于劳累，多休息，不要提重物，不要同房。③行试管婴儿助孕治疗时，胚胎或囊胚移植后至孕 12 周之前，有部分女性会出现阴道出血的情况，若出血量少，无腹痛、头晕等不适，可暂时观察，加强保胎。但若出血不止或出血量增多时，亦应及时到医院就诊。

（刘　珊）

什么是反复种植失败？反复种植失败怎么办？

胚胎移植后抽血测 HCG 当天，总是几家欢喜几家愁，验出怀孕的兴高采烈，没怀孕的垂头丧气，满是疑惑，"什么都好，为什么怀不上呢？"在门诊，经常也会有患者带了一堆化验单，很急切地问："医生，我移植几次都没怀上，是不是反复种植失败，快帮我看看，是什么原因呀？"

1. 反复种植失败

在辅助生殖技术中，以 B 超能看到宫内孕囊为种植成功。种植失败可发生在两个阶段。第一种种植失败发生在胚胎早期的附着及迁徙过程，也就是我们通常所理解的没有怀上，测血 HCG 或者早孕试纸均呈阴性。第二种种植失败在时间上要略晚一些，也就是胚胎已经完成了附着及迁徙的过程，已经可以在尿液或者血液中测到 HCG，但因为种种原因，没有形成孕囊，该过程就被打断了，也就是我们俗称的生化妊娠。

反复种植失败是指胚胎种植后反复出现无法达到 B 超可以看到宫内孕囊的情况。尽管各个生殖协会曾给出了各种各样的指南，但目前对于反复种植失败仍无明确的定义。据目前最新指南，要判断患者是否反复种植失败，应从以下几个方面考虑。

· **"种子"的质量：**移植的必须是优质胚胎，若移植的为级别低的胚胎，可能要重新考虑是否属于反复种植失败。

· **移植胚胎个数：**既往曾有文献报道，反复种植失败应定义为反复移植 10 枚优质胚胎未孕，但随着 IVF 技术的不断发展，移植 4 枚胚胎仍然种植失败的概率已经降低至 13%，因此，应将移植失败的胚胎个数定义为 4 枚或以上。

· **移植周期：**随着冷冻胚胎保存技术的不断提高，冷冻胚胎移植已经可以达到同新鲜胚胎移植同样的妊娠率，计算移植失败次数应同时包括冷冻及新鲜胚胎移植周期。

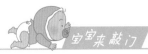

总结以上内容，考虑到科学性和实用性，我们倾向于将反复种植失败定义为在最少 3 次移植周期中，最少移植 4 枚优质胚胎均种植失败。同时，考虑到产生优质胚胎的生理年龄，我们同样建议将女性的年龄定义为 40 岁以下更为合适。

2. 试管婴儿助孕治疗中，出现反复种植失败的应对方法

·改善生活方式：戒烟、戒酒，控制体重。夫妻同服抗氧化剂，多晒太阳，多运动锻炼。

·筛选胚胎助移植：囊胚移植对于反复种植失败有帮助，年龄大时多选择囊胚移植。

·去除宫腔异常病变：治疗子宫内膜息肉、宫腔粘连或者纵隔子宫等异常，特别是黏膜下肌瘤，如果影响到宫腔的形态和容积，均应去除，以提高种植率。

·输卵管积水不容忽视：如果发现输卵管积水，去除积水对提高胚胎种植率和活产率有一定帮助。

·内膜搔刮：目前仍有争议，部分文献显示在 IVF 周期前应用宫腔镜下诊断性刮宫或子宫内膜刺激术可在内膜局部造成无菌性炎症，或有利于胚胎着床，但需在有经验的医生指导下应用。

·抗栓治疗：病因筛查提示存在血液高凝状态者可酌情应用阿司匹林或者低分子肝素，有助于提高胚胎种植率。

·宫缩抑制剂的应用：阿托西班等抑制宫缩药物于移植前后应用，可能有助于提高胚胎种植率。

·调整促排卵方案：对于反复胚胎差的患者，调整促排卵方案，必要时加用生长激素治疗也许有助于增加胚胎着床率。

（穆 鑫）

夫妻染色体正常，为什么流产胚胎染色体异常？

1. 夫妻染色体不等于胚胎染色体

正常情况下，人的染色体数目是由 44 条常染色体和 2 条性染色体组成。父亲的精原细胞通过减数分裂形成精子，精子的染色体有 22 条常染色体和 1 条性染色体；母亲的卵原细胞通过减数分裂形成卵子，卵子的染色体有 22 条常染色体和 1 条性染色体。精子和卵子结合后才会形成胚胎，胚胎同时拥有来自精子细胞的 23 条染色体和来自卵子细胞的 23 条染色体，也就是父亲和母亲"一人一半的染色体缺一不可、完全登对"般结合起来，才会形成完美的子代（图 5-1）。

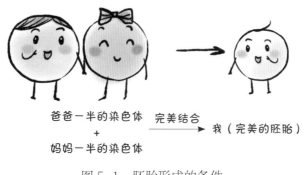

爸爸一半的染色体
+
妈妈一半的染色体
完美结合 →
我（完美的胚胎）

图 5-1 胚胎形成的条件

2. 夫妻染色体正常不等于胚胎染色体正常

既然胚胎染色体一半来自母亲，一半来自父亲，那么父母双方染色体正常是不是代表胚胎染色体正常？事情绝没有我们想得这么简单……

胚胎形成的过程包含了父母双方生殖细胞的两次减数分裂（形成精子和卵子）、一次受精（精子和卵子结合）和后续多次的细胞分裂（形成胚胎）。虽然这个过程非常的奇妙和精细，但也还是会出错的，一旦出错就可能导致胚胎染色体异常。常见胚胎染色体异常包括染色体数目异常（染色体数目增

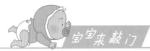

加或缺失）及染色体结构异常（包括易位、倒位、缺失和重复等）。

3. 胚胎染色体异常与年龄高度相关

女性最佳生育年龄为 25 ～ 30 岁。根据现有研究，在此年龄区间内检出胚胎染色体异常的概率最低。图 5-2 数据来自美国的一项纳入 15169 名女性的回顾性研究，发现当女性过早或过晚生育时，胚胎染色体异常（非整倍体）的风险均会增加。

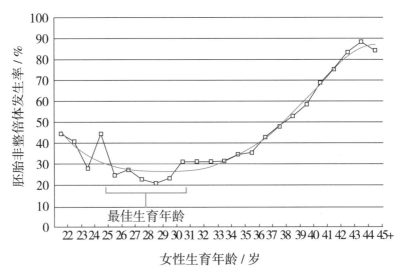

图 5-2 女性生育年龄与胚胎非整倍体发生率的关系

为什么过早或过晚生育会增加胚胎染色体异常的风险呢？ 2019 年 *Science* 杂志对此进行了解释。女性卵细胞中，有一种物质叫着丝粒，可以让来自母亲的遗传物质在卵子细胞中平均分配，在少女（< 20 岁）的卵细胞中，这种物质能力过强，而在高龄（≥ 33 岁）女性卵细胞中，这种物质能力减弱，这些异常都有可能导致卵子分裂异常而进一步使胚胎染色体异常，最终发生自然流产。

男方年龄与胚胎染色体异常间关系的研究较少，部分研究提示，40 岁以上，随着男方年龄增加，胚胎染色体异常的比例也会逐渐增加。

4. 检查胚胎染色体的意义

最新研究显示，复发性流产（RSA）患者行胚胎染色体检查结合流产原因筛查，可以解释大部分流产原因（图5-3）。

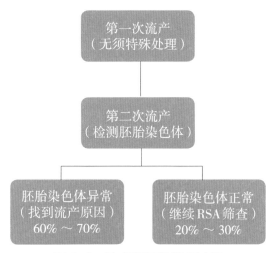

图 5-3　流产原因的筛查过程

胚胎染色体检查，可以为该次流产寻找原因，解除心中的"疑虑"。最重要的是，可以为下一次妊娠的治疗提供一定的指导意义，避免盲目检查及治疗，减少不必要的花费，最大限度减轻治疗带来的副作用。

5. 流产次数越多，胚胎染色体异常检出率越低

流产原因主要包括两方面：胚胎因素和母体因素。在一般人群中，约一半的流产组织中存在染色体结构异常。但对于个体而言，流产次数越多，胚胎染色体异常的概率反而越低。

因此，对于多次自然流产的夫妇，我们不再建议反复测胚胎染色体，而更建议进行一些母体流产方面的检查。

6. 胚胎染色体出问题的解决方案

如果胚胎染色体出现了问题，首先需要做详细的遗传咨询，确定胚胎染

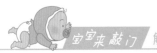

色体异常是否需要特殊干预。如果出现胚胎染色体单次异常，仍然可尝试自然试孕。如果反复出现 2 次及以上因胚胎染色体异常而导致的流产，孕前可详细咨询生殖及遗传科专家，根据病情，排除双方因素后，可以选择继续试孕，或通过第三代试管婴儿技术剔除染色体异常胚胎后再移植，达到优生的目的。

（周寒鹰　穆　鑫　范丽娟）

 ## 这些抗体会导致流产吗？

反复流产，准备到医院检查一下，结果医生开了一大堆各种各样的抗体检查，不知道都是做什么的？为什么要开这些检查呢？下面就来给大家科普一下这些抗体都是怎么导致流产的。

· **抗磷脂抗体**：经典抗磷脂抗体包括抗心磷脂抗体、抗 β_2 糖蛋白抗体和狼疮抗凝物。这些抗体阳性与反复流产、10 周以上死胎、早产等有关。且文献报道，多项抗磷脂抗体阳性较单项抗磷脂抗体阳性更容易发生不良妊娠。

抗磷脂抗体影响妊娠主要通过以下途径：①促进血栓形成；②与胚胎滋养细胞层反应，影响滋养细胞侵袭、分化，致滋养层受损、凋亡，最终导致非血栓性胎盘功能受损；③激活促炎介质，引起急性炎症反应。

· **甲状腺抗体**：包括抗甲状腺球蛋白抗体、甲状腺过氧化物酶抗体。据报道，复发性流产人群这两种抗体的阳性率要高于正常人群。

目前这两种抗体引起流产的机制尚未研究清楚，推测可能的原因：①甲状腺依赖性机制，甲状腺激素不足影响胚胎种植后发展及胎盘功能；②非甲状腺依赖性机制，引起维生素 D 缺乏，影响内膜免疫功能，引起流产。

· **抗核抗体（ANA）**：抗核抗体检查可对合并自身免疫疾病的患者进行初步筛查，高滴度抗核抗体阳性（1∶160 以上）可能与反复流产相关。

抗核抗体引起反复流产的可能机制：①降低卵子质量及胚胎发育潜能；②在胎盘部位形成免疫复合物沉积，引起一系列免疫反应。

（穆　鑫）

反复流产是不是抗磷脂抗体综合征在"作怪"？

1. 抗磷脂抗体综合征

抗磷脂抗体综合征（APS）是一种自身免疫性疾病，主要表现为动、静脉血栓形成，怀孕早期流产，中晚期死胎和血小板减少等。血液检查提示血清中存在抗磷脂抗体，以产科异常为主要临床表现的称为产科抗磷脂综合征。

2. 抗磷脂抗体的种类

抗磷脂抗体主要包含抗心磷脂抗体、抗磷脂结合血浆蛋白抗体（如抗 β_2 糖蛋白抗体）、狼疮抗凝物、抗磷脂－蛋白复合物抗体（如抗磷脂酰肌醇抗体等）。

3. 抗磷脂抗体导致流产的机制

抗磷脂抗体通过多种途径增强体内凝血机制，同时抑制溶血机制，最终使患者处于容易形成血栓的状态，导致绒毛膜血管床微血栓形成，胚胎或胎儿处于缺血、缺氧的状态，最终导致流产、胎盘功能不全及死胎等。

4. 抗磷脂抗体综合征的治疗

抗凝治疗是产科抗磷脂综合征治疗的关键，最常用的药物是低分子肝素和阿司匹林。难治性的产科抗磷脂综合征还可酌情应用羟氯喹、糖皮质激素类药物或免疫球蛋白等，但需在医生指导下使用。

（潘　荣）

 慢性子宫内膜炎影响妊娠结局吗？

反复种植失败和复发性流产是患者与生殖中心医生共同的痛，不仅患者需要反复经历希望与失望的痛苦，医生也苦于一些患者找不到明确的病因而无可奈何。

目前，已有相关文献报道，在反复种植失败与复发性流产患者中，慢性子宫内膜炎的检出率显著高于正常人。

慢性子宫内膜炎属于慢性盆腔炎性疾病，在不孕症女性中并不少见，但由于缺乏典型的临床表现，常容易被忽略。随着对反复种植失败与复发性流产病因研究的深入，慢性子宫内膜炎作为不可忽视的病因之一逐渐进入人们的视角，目前已有多篇文献报道慢性子宫内膜炎治疗后临床妊娠率和活产率在反复种植失败和复发性流产患者中均得到提高。

对于反复种植失败和复发性流产患者而言，怎么判断自己是不是患有慢性子宫内膜炎呢？目前大多数医院已采用宫腔镜与组织病理切片的方法诊断慢性子宫内膜炎，并且这两种方法已达到了较高的诊断符合率。

那么，慢性子宫内膜炎一经诊断，是否治疗很困难呢？并非如此，慢性子宫内膜炎临床治疗效果还是很明显的。已有医院将治疗前后的数据进行了统计，得出首个周期和两个周期抗生素治疗后的治愈率分别为 94% 和100%，活产率也由治疗前的 7% 增加到两个周期治疗后的 56%。可见，慢性子宫内膜炎对于反复种植失败和复发性流产患者而言是可治疗的病因之一。

随着技术手段的不断完善与进步，相信未来医生们会找到更多可能影响反复种植失败和复发性流产的原因，帮助更多的家庭圆做父母的梦。

（卢　娜）

宫颈功能不全会导致流产或早产吗？

孕中期孕妈妈已经可以感受到宝宝的胎动了，如果此时流产，对于孕妈妈和一个期待新生命的家庭来说，无疑是"晴天霹雳"。这个阶段流产，宫颈功能不全可能是其主要元凶，同时也可能给下次妊娠带来潜在的隐患。

1. 宫颈功能不全的症状

宫颈功能不全可以理解为宝宝最初的"房子（宝妈子宫）"的"房门"

没有关紧（图5-4）。随着宝宝的生长发育，表现为孕中期或晚期这扇"门"异常开启，导致不可避免的流产或早产。

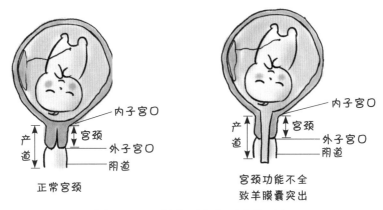

图 5-5　正常宫颈和宫颈功能不全

2. 宫颈功能不全的常见原因

宫颈功能不全的常见原因主要分为三类（表5-1）。

表 5-1　宫颈功能不全的常见原因

常见原因	类型
先天性宫颈功能不全	据报道，32%的宫颈功能不全患者有先天性原因，如单角子宫、双角子宫或纵隔子宫等畸形，也可能存在宫颈组织学缺陷、宫颈弹力蛋白含量不足等
后天性宫颈功能不全	常发生于产科或妇科损伤后，也可继发于宫颈或子宫下段的解剖结构改变后，如发生宫颈肌瘤压迫、宫颈锥形切除术后、宫颈裂伤后等
生理性宫颈功能不全	子宫异常收缩或低张性宫颈内口的患者

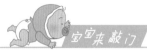

3. 宫颈功能不全的诊断

宫颈功能不全，国内外目前尚无统一的、明确的诊断标准，但为了方便临床有可遵循的诊断依据，曾有学者将宫颈功能不全的诊断标准总结为：①既往有多次明确的中期妊娠自然流产病史；②流产时常无子宫收缩痛而出现宫颈管消失、宫颈口扩张及羊膜囊突出；③非孕期宫颈检查宫颈管可无阻力通过 8 号宫颈扩张器并直达宫腔；④非孕期子宫输卵管碘油造影显示子宫峡部漏斗区呈管状扩大；⑤非孕期行 B 超检查测量宫颈管宽径 > 0.6 cm。目前医学界认为具备上述第一条，同时符合其他 4 条中任一条即可确诊。

4. 宫颈功能不全的治疗

宫颈环扎术的手术指征尚不完全统一。目前手术的选择多考虑以下三种。

· **选择性宫颈环扎术**：一般选择在孕 13 ～ 16 周进行，过早手术由于胎盘功能尚未完全成熟易刺激诱发流产，太晚则发生绒毛膜羊膜炎及宫内感染等并发症的发生率增高，也可能会失去手术时机。也有学者提出于非孕期行宫颈环扎术优势更明显。非孕期手术解剖层次清楚，且可避免孕期手术刺激诱发的胎膜早破、流产、早产等并发症，亦不必担心麻醉药品对胎儿的影响，并能显著提高足月分娩率，降低晚期流产率及早产率。但目前尚没有足够证据说明非孕期手术成功率高于孕期手术，仍需进一步总结更多数据。

· **治疗性宫颈环扎术**：主要是对于孕期超声检查提示宫颈管缩短小于 25 mm，宫颈内口漏斗形成的孕妇。但一项研究分析表明，仅仅超声检查提示宫颈异常而行的治疗性宫颈环扎术并不能明显改善预后，只有对于那些有宫颈功能不全病史或宫颈功能不全高危因素且同时超声检查提示宫颈异常的孕妇才能从该手术中受益。

· **营救性宫颈环扎术**：主要是针对孕期宫颈已扩张，羊膜囊明显膨出，达到或已超过宫颈外口水平，晚期流产及早产在即患者的抢救措施。

5. 宫颈功能不全的注意事项

卧床休息在预防早产治疗中广泛应用，但绝对卧床休息，特别是长时间的卧床可能会增加静脉血栓风险，导致肌肉萎缩、骨质疏松、便秘等并发症。限制活动、卧床休息并不能有效治疗宫颈功能不全，但对于那些有宫缩、超声检查显示羊膜囊已楔形嵌入宫颈内口的患者，应推荐卧床休息，必要时还可采取头低臀高位。

（王　瑞）

参考文献

[1] RAVAL N P, SHAH T M, GEORGE L B, et al. Effect of the pH in the enrichment of X or Y sex chromosome-bearing sperm in bovine[J]. Veterinary world, 2019, 12(8): 1299-1303.

[2] MIRABI P, CHAICHI M J, ESMAEILZADEH S, et al. Does different BMI influence oocyte and embryo quality by inducing fatty acid in follicular fluid?[J]. Taiwanese journal of obstetrics & gynecology, 2017, 56(2): 159-164.

[3] 蒋励, 陈耀龙, 罗旭飞, 等. 中国高龄不孕女性辅助生殖临床实践指南 [J]. 中国循证医学杂志, 2019, 19(3): 253-270.

[4] American College of Obstetricians and Gynecologists. Committee Opinion No.723：Guidelines for diagnostic imaging during pregnancy and lactation. [J]. Obstetrics and gynecology, 2017, 130（4）: e210-e216.

[5] FAUST L, BRADLEY D, LANDAU E, et al. Findings from a mobile application–based cohort are consistent with established knowledge of the menstrual cycle, fertile window, and conception[J]. Fertility and sterility, 2019, 112(3): 450-457.

[6] PFEIFER S, BUTTS S, FOSSUM G, et al. Optimizing natural fertility: a committee opinion[J]. Fertility and sterility, 2017, 107(1): 52-58.

[7] MORAN L J, TASSONE E C, BOYLE J, et al. Evidence summaries and recommendations from the international evidence - based guideline for the assessment and management of polycystic ovary syndrome: Lifestyle management[J]. Obesity reviews, 2020, 21(10): e13046.

[8] MUZZI L, TUCCI C D, FELICIANTONIO M D, et al. Antimüllerian hormone is reduced in the presence of ovarian endometriomas: a systematic review and meta-analysis[J]. Fertility and sterility, 2018, 110(5): 932-940.

[9] 常悦, 钱景锋, 高丽军, 等. 有生育要求的子宫肌瘤患者的治疗进展 [J]. 实用妇产科杂志, 2018, 34(3): 186-189.

[10] 谷翊群. 世界卫生组织人类精液检查与处理实验室手册 [M]. 北京：人民卫生出版社, 2011.

[11] YAN J H, HUANG G N, SUN Y P, et al. Birth defects after assisted reproductive technologies in China: analysis of 15,405 offspring in seven centers (2004 to 2008)[J]. Fertility and sterility, 2011, 95(1): 458-460.

[12] SUNKARA S K, RITTENBERG V, RANIE-FENNING N, et al. Association between the number of eggs and live birth in IVF treatment: an analysis of 400135 treatment cycles[J]. Human reproduction, 2011, 26(7): 1768-1774.

[13] ESFANDIARI N, JAVED M H, GOTLIEB L, et al. Complete failed fertilization after intracytoplasmic sperm injection-analysis of 10 years'data[J]. International journal of fertility and women's medicine, 2005,50(4): 187-192.

[14] MEERSCHAUT F V, NIKIFORAKI D,GHESELLE S D, et al. Assisted oocyte activation is not beneficial for all patients with a suspected oocyte-related activation deficiency[J]. Human reproduction, 2012, 27(7): 1977-1984.

[15] GASCA S, REYFTMANN L, PELLESTOR F, et al.Total fertilization failure and molecular abnormalities in metaphase Ⅱ oocytes[J]. Reproductive biomedicine online, 2008, 17(6): 772-781.

[16] CHECK J H, SUMMERS-CHASE D, COHEN R, et al. Artificial oocyte activation with calcium ionophore allowed fertilization and pregnancy in a couple with long-term unexplained infertility where the female partner had diminished EGG reserve and failure to fertilize oocytes despite intracytoplasmic sperm injection[J]. Clinical and experimental obstetrics & gynecology, 2010, 37(4): 263-265.

[17] CIMADOMO D, SOSCIA D, VAIARELLI A, et al. Looking past the

appearance: a comprehensive description of the clinical contribution of poor-quality blastocysts to increase live birth rates during cycles with aneuploidy testing[J]. Human reproduction, 2019, 34(7): 1206-1214.

[18] ZHU Q Q, CHEN Q J, WANG L, et al. Live birth rates in the first complete IVF cycle among 20687 women using a freeze-all strategy[J]. Human reproduction, 2018, 33(5): 924-929.

[19] 全松, 黄国宁, 孙海翔, 等. 冷冻胚胎保存时限的中国专家共识 [J]. 生殖医学杂志, 2018, 27(10): 925-931.

[20] HIGGINS C, HEALEY M, JATKAR S, et al. Interval between IVF stimulation cycle and frozen embryo transfer: Is there a benefit to a delay between cycles?[J]. The Australian & New Zealand journal of obstetrics & gynaecology, 2018, 58(2): 217-221.

[21] LEBOVITZ O, ORVIETO R. Treating patients with "thin" endometrium- an ongoing challenge[J]. Gynecological endocrinology, 2014, 30(6): 409-414.

[22] SINGH N, BAHADUR A, MITTAL S, et al. Predictive value of endometrial thickness, pattern and sub-endometrial blood flows on the day of hCG by 2D doppler in in-vitro fertilization cycles: A prospective clinical study from a tertiary care unit[J]. Journal of human reproductive sciences, 2011, 4(1): 29-33.

[23] GINGOLD J A, LEE J A, RODRIGUEZ-PURATA J, et al. Endometrial pattern, but not endometrial thickness, affects implantation rates in euploid embryo transfers[J]. Fertility and sterility, 2015, 104(3): 620-628.

[24] CHECK J H, COHEN R. Live fetus following embryo transfer in a woman with diminished egg reserve whose maximal endometrial thickness was less than 4 mm[J]. Clinical and experimental obstetrics & gynecology, 2011, 38(4): 330-332.

[25] SEEBER B E. What serial hCG can tell you, and cannot tell you, about an early pregnancy[J]. Fertility and sterility, 2012, 98(5): 1074-1077.

[26] VAIARELLI A, CIMADOMO D, PATRIZIO P, et al. Biochemical pregnancy loss after frozen embryo transfer seems independent of embryo developmental stage

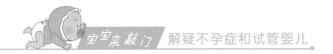

and chromosomal status[J]. Reproductive biomedicine online, 2018, 37(3): 349-357.

[27] FILICORI M, BUTLER J P, CROWLEY W F. Neuroendocrine regulation of the corpus luteum in the human. Evidence for pulsatile progesterone secretion[J]. The Journal of clinical investigation, 1984, 73(6): 1638-1647.

[28] TAKAYA Y, MATSUBAYASHI H, KITAYA K, et al. Minimum values for midluteal plasma progesterone and estradiol concentrations in patients who achieved pregnancy with timed intercourse or intrauterine insemination without a human menopausal gonadotropin[J]. BMC research notes, 2018, 11(1): 61.

[29] BUSNELLI A, DALLAGIOVANNA C, RESCHINI M, et al. Risk factors for monozygotic twinning after in vitro fertilization: a systematic review and meta-analysis[J]. Fertility and sterility, 2019, 111(2): 302-317.

[30] CIMADOMO D, RIENZI L, ROMANELLI V, et al. Inconclusive chromosomal assessment after blastocyst biopsy: prevalence, causative factors and outcomes after re-biopsy and re-vitrification. A multicenter experience[J]. Human reproduction, 2018, 33(10): 1839-1846.

[31] KOHN T P, KOHN J R, RAMASAMY R. Effect of sperm morphology on pregnancy success via intrauterine insemination: a systematic review and meta-analysis[J]. The Journal of urology, 2018, 199(3): 812-822.

[32] PATEL P, CARRASQUILLO R, MADHUSOODANAN V, et al. Impact of abnormal sperm morphology on live birth rates following intrauterine insemination[J]. The Journal of urology, 2019, 202(4): 801-805.

[33] HUANG C, LEI L, WU H L, et al. Long-term cryostorage of semen in a human sperm bank does not affect clinical outcomes[J]. Fertility and sterility, 2019, 112(4): 663-669.